AF263108

Extrait des Mémoires de la Société de Médecine
publiés en 1856.

QUELQUES

SUJETS DE MÉDECINE

ET DE

CHIRURGIE PRATIQUE;

par

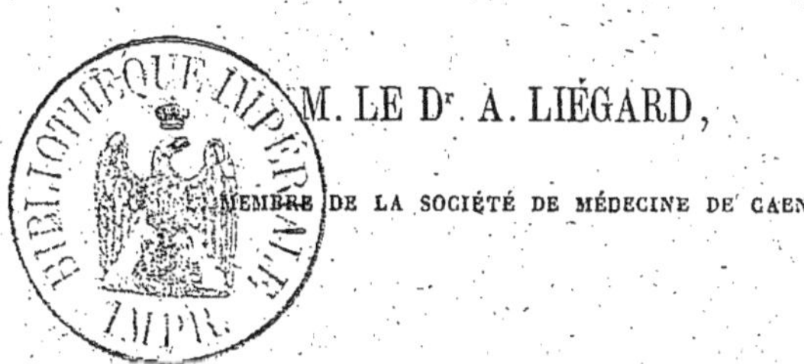

M. LE Dr A. LIÉGARD,

MEMBRE DE LA SOCIÉTÉ DE MÉDECINE DE CAEN.

CAEN,

CHEZ A. HARDEL, IMPRIMEUR-LIBRAIRE,

Rue Froide, 2.

1856.

RÉFLEXION

SUR LE MÉMOIRE DE M. ROULLAND,

INTITULÉ

DE LA DIATHÈSE PURULENTE.

MESSIEURS,

Après avoir entendu avec beaucoup d'intérêt, et, je dois le dire, avec un véritable plaisir, la lecture du beau travail de M. Roulland, ce n'est pas moi qui lui adresserai cette question : *Où voulez-vous en venir ; que prétendez-vous prouver* (1) *?* Il me paraît évident, à moi, que notre collègue, s'élevant bien au-dessus de *l'organicisme* et se rattachant franchement au *vitalisme*, a démontré par des faits nombreux, par des raisonnements solides, que, dans certaines maladies très-graves, la masse des fluides portait en elle la cause délétère par laquelle l'économie, profondément atteinte, était menacée dans son principe vital lui-même,

(1) Ces questions avaient été faites par M. Mabeut dans sa première réplique.

d'une destruction prochaine , indépendamment
de l'altération d'aucun de ses rouages et bien
avant la lésion de ses organes les plus importants.

Mais, Messieurs, c'est par cela même que ce
mémoire m'a paru très-intéressant par sa haute
valeur scientifique, que je demanderai la permis-
sion de soumettre à son judicieux auteur quelques
réflexions, au moyen desquelles il pourrait peut-
être lui donner une plus grande valeur pratique,
et lui imprimer le cachet des dernières découvertes de nos savants modernes sur cet important
sujet, découvertes qui pourront aussi combattre
et rectifier quelques passages de la savante critique que vous venez d'entendre.

Et d'abord, le titre même donné à ce travail ne me paraît pas bien choisi : le mot *diathèse*, selon la signification qu'on lui attribue
généralement, s'entend d'un *vice* dont a été profondément imprégnée l'économie, depuis un temps
fort long, souvent depuis l'enfance, ou même
transmis par les parents, et qui est tellement en-
raciné dans les organes dans lesquels il est dé-
posé en germes plus ou moins nombreux, ou bien
tellement incorporé dans les liquides, que rien
ne peut l'en extraire entièrement. Ainsi l'on dit
les diathèses ou vices dartreux, tuberculeux,
cancéreux, etc., etc.; mais, quant à cette sorte

d'empoisonnement dont se trouverait plus ou moins rapidement saturée la masse des fluides et pour un temps plus ou moins long, mais dont la nature ou l'art peuvent quelquefois triompher complètement, sans qu'il en reste ensuite aucune trace dans la constitution, je crois que le nom de *pyogénie* ou celui d'*infection purulente* lui conviendraient beaucoup mieux que celui de *diathèse*.

Dans le mémoire dont s'est inspiré notre collègue, Quesnay s'est servi partout de cette expression : *infection* ou *dissolution purulente*.

Le mot diathèse me paraît donc ici détourné de son acception ordinaire et véritable. Il n'y a rien dans la pyohémie qui soit préexistant à la cause toute récente, *traumatique* ou *puerpérale* (par exemple), qui lui a donné naissance. Ainsi, on ne peut pas plus dire : diathèse purulente *traumatique* (et vraiment ces deux mots s'excluent réciproquement) qu'on ne pourrait dire : diathèse variolique ou diathèse miasmatique, en parlant d'individus qui, sous l'influence du virus variolique ou du miasme marécageux, éprouveraient les prodromes de la variole ou de la fièvre intermittente. On dirait alors : infection variolique, infection paludéenne ; de même ici on doit dire : *infection purulente* ou *pyogénie*.

Mais, direz-vous peut-être, ces deux expressions,

dans ma pensée et dans tout mon travail, indiquent des choses parfaitement distinctes : dans la
diathèse, l'économie tout entière est imprégnée
d'un agent délétère insaisissable, qui semble
porter sur tout le système nerveux, sur tout l'organisme, une altération profonde qui n'est pas le
pus, mais qui le produit ou du moins en favorise
le développement avec une rapidité merveilleuse,
et sous l'influence duquel, le plus souvent, des
abcès multiples, d'apparence métastatique, sont
trouvés à l'autopsie dans un grand nombre d'organes.

Dans l'infection purulente, au contraire, le pus
existe manifestement dans les vaisseaux, et est
ainsi transporté tout formé dans le torrent de la
circulation, comme le démontrent les faits observés
par moi et ceux rapportés par M. Pyorry et plusieurs autres bons observateurs. A tout cela, voici
l'invincible objection qui surgit des travaux tout
récents de nos *chimistes* et de nos *micrographes*
les plus distingués : Toutes vos observations ont
été faites trop tôt et n'ont pas été, par conséquent,
soumises aux expériences qui seules auraient pu
leur imprimer le cachet de la vérité. M. Bérard
(vous l'avez dit vous-même) a nié la possibilité
matérielle de la pénétration des globules du pus
dans les vaisseaux : cela est fort, une impossibi-

lité physique! Mais les faiseurs d'hypothèses ne s'embarrassent pas pour si peu ; ils ont inventé des *granules* purulents qui, pénétrant dans les veinules, vont se réunir et former dans les vaisseaux plus grands de véritables globules de pus. Eh bien, Messieurs, toutes ces belles explications, toutes ces vaines hypothèses se sont dissipées complètcment, à la lumière projetée sur elles par les expériences nombreuses faites, depuis quelques années, par plusieurs savants de la capitale, à l'aide des réactifs chimiques et du microscope.

M. Cazeaux, que recommande à notre confiance son excellent traité publié récemment sur les accouchements, non-seulement n'a jamais trouvé de pus dans la matrice, mais il nie formellement qu'on ait jamais rencontré de véritable pus dans les vaisseaux, même dans la métro-péritonite puerpérale. M. le docteur Robin, dont les études profondes en anatomie pathologique ont élevé cette science à un si haut degré de certitude, partage entièrement l'opinion de M. Cazeaux. Il l'appuie sur plusieurs milliers de faits dans lesquels le microscope et les réactifs chimiques lui ont démontré la non-existence du pus dans des liquides et dans du sang que de très-bons observateurs lui avaient donné à examiner comme en contenant une très-grande proportion ; et il affirme que, depuis plus de dix ans qu'il s'est appliqué à ces travaux, malgré les recherches les plus minutieuses et l'attention la plus soutenue, il n'a jamais rencontré de véritable pus dans les vaisseaux... Et, ne dites pas que ces expériences et ces recherches peuvent être elles-mêmes entachées d'illusions et d'erreurs ! Le globule du pus a été dessiné au microscope des milliers de fois : il a sa forme, son volume invariables ; en un mot, des caractères chimiques et physiques qui le distinguent des globules du sang, par exemple, aussi positivement et aussi clairement qu'en histoire naturelle, sont distinctes et différentes les *rosacées* des *liliacées :* d'où je conclus, avec la même certitude, que vous pouvez facilement et justement supprimer le mot *diathèse* pour le remplacer par celui d'infection, en donnant à ce dernier la signification que vous avez attribuée au premier. Il n'y a, en effet, dans tout ce qui fait le sujet de votre intéressant travail qu'une seule et même chose, la *pyogénie,* dans laquelle, si vous le voulez, vous admettrez des degrés, ou mieux, des espèces différentes. Dans la première, elle se développerait sous l'influence d'une lésion organique : une plaie pénétrante et comminutive de l'articulation du genou ; une métro-péritonite, etc. ; dans la deuxième, elle serait spontanée ou

essentielle, et, avant toute altération organique,
elle présenterait déjà tous les symptômes carac-
téristiques : prostration, altération des traits,
frissons, sueurs froides, pouls petit, fréquent ;
délire, etc., etc.

Au reste, cette confusion que nous reprochons
à notre collègue, n'est pas sa propre erreur.
Plusieurs médecins distingués l'ont admise et
consacrée dans leurs écrits ; et, l'année dernière
encore, la Société médicale de Bordeaux mettait
au concours cette question « Rechercher quelles
« sont les différences qui existent entre l'infec-
« tion purulente et la diathèse purulente. Faire
« l'histoire de cette dernière. » Eh bien ! nous
en avons la certitude, toute cette confusion va
bientôt disparaître du domaine de la vraie science,
et il serait regrettable que le beau travail de M.
Roulland en restât entaché.

Quoi qu'il en soit, nous aimons à le répéter
encore, la lecture de ce mémoire nous a fait
grand plaisir ; presque partout notre honorable
collègue s'est montré judicieux observateur, élé-
gant écrivain, et pénétré de cette haute philosophie médicale qui s'est reflétée tout récemment
dans une des dernières discussions de l'Académie
de Médecine, et qui tend à faire sortir notre belle
science de l'ornière du matérialisme, dans la-

quelle les organiciens solidistes l'avaient tenue si long-temps renversée. Cependant, nous sommes à regret forcé de l'avouer, dans la dernière partie de son travail (article Traitement), notre collègue ne s'est pas tenu à la hauteur de cette savante et profonde philosophie; après nous avoir montré l'impuissance des antiphlogistiques, des révulsifs, des boissons délayantes et purgatives, etc.; montré aussi le ridicule de la compression sur le trajet des veines, etc., il n'a accordé quelque confiance qu'aux frictions mercurielles, au sulfate de quinine et à l'alcoolature de l'*aconit*...

En vérité, ce n'était pas la peine de nous élever si haut dans l'étude des causes et de l'essence même de cette redoutable maladie, pour nous laisser retomber ensuite jusqu'au terre-à-terre de l'empirisme!

N'y avait-il pas là, au contraire, un beau sujet, un large champ, dans lequel vous pouviez laisser s'étendre votre jugement, et donner carrière à votre haute et noble philosophie médicale? Voyons : en quoi consiste la *pyogénie*, ou, si vous le voulez, votre *diathèse* purulente? Il y a là, selon vous, une altération grave des liquides, imprimant une atteinte profonde au système nerveux ; l'économie entière, toutes les forces vitales réagissent puissamment pour expulser cette cause terrible de destruction : *conamen naturæ ad expellendum morbum* ; il y a une fièvre plus ou moins vive, une fièvre générale qui, selon la théorie des anciens (Hyppocrate, Galien), reproduite par Quesnay lui-même, formerait ce pus qui est, dans ces fièvres de mauvais caractère, une des conséquences de ce qu'ils appelaient la *coction*, et qui, s'il n'est entraîné par des crises de diverses natures, par des crachats purulents, et, le plus souvent, par des dépôts urineux abondants, irait former ces nombreux abcès critiques qui se montrent si rapidement, qu'on les a pris, dites-vous, pour des dépôts métastatiques, c'est-à-dire transportés tout formés d'un point à un autre par le torrent de la circulation. Vous le voyez, sauf ce prétendu transport du pus dans les vaisseaux, cette manière de voir était exacte ; elle est féconde en indications curatives, et doit conduire directement à une thérapeutique sinon toute-puissante au moins rationnelle et toute philosophique. Les anciens ne se bornaient pas, dans ces cas graves, à une vaine observation. Le *quo vergit natura* était la règle salutaire de leurs tentatives médicatrices, et s'ils observaient avec une attention continuelle les différentes phases, les nuances variées de tous les symptômes, c'était pour découvrir les tendances vers lesquelles se dirigeait l'effort de la nature, le but salutaire qu'elle voulait atteindre, afin de modérer quelquefois, et d'autres fois d'exciter ou de soutenir cet effort si souvent impuissant. On sait quelle importance ils attachaient aux parotides, aux bubons, aux urines, aux sueurs, aux diarrhées critiques... Les savants modernes sont venus éclairer cette étude des crises par des lumières bien précieuses : ils ont reproduit artificiellement tous les symptômes de la pyogénie, et ils ont pu démontrer clairement comment la nature, sous cette pernicieuse influence, opère des crises toujours proportionnées à l'intensité de la cause morbide.

M. Magendie rapporte, dans son Journal, plusieurs expériences sous ce rapport extrêmement intéressantes : il a injecté dans les veines de plusieurs animaux une certaine quantité de matières putréfiées. Si la dose introduite, dans les veines d'un chien, par exemple, était très-petite, l'animal, d'abord malade, ne tardait point à se rétablir, après l'évacuation de selles et d'urines plus ou moins abondantes; mais si la dose était plus considérable, pas assez néanmoins pour le faire périr : aux évacuations dont j'ai parlé, et qui étaient alors beaucoup plus abondantes, se joignaient des sueurs infectes, des vomissements, des hémorrhagies, des éruptions cutanées, des ecchymoses, des plaques gangreneuses, des bubons, des parotides, etc. Eh bien ! c'est par l'étude de ces expériences, c'est en observant, à la manière d'Hippocrate, comment la nature opprimée rejette au dehors la cause morbide, que l'on pourrait arriver peut-être à produire les mêmes phénomènes salutaires, tantôt, comme je l'ai dit, en la modérant et la dirigeant; tantôt en soutenant activement ses efforts impuissants. Mais il faut se souvenir qu'il est indispensable de proportionner la force et la grandeur de la crise à la puissance de la cause morbide, comme le fait elle-même la nature médicatrice.

Qu'il me soit permis, pour mieux me faire comprendre, de rapporter ici quelques faits :

Dance, parmi un grand nombre d'hydrocéphales aiguës (*Archives générales de médecine*, février 1830), rapporte l'histoire d'une jeune fille de 16 ans, qui, affectée de cette terrible maladie, éprouva d'abord un mieux considérable à la suite d'un dévoiement critique, et qui se trouva guérie ensuite par la révulsion que vint opérer une énorme parotide. Ainsi, ici, la maladie est grave et la nature emploie à la fois deux puissants moyens de dérivation.

Varron, journalier, d'un tempérament sanguin, d'une forte constitution, fut pris, dans le mois de novembre 1833, *après s'être refroidi*, d'une pleuro-pneumonie double. Les saignées, les sangsues, les vésicatoires, etc., avaient à peine modéré l'intensité du mal : la fièvre, l'oppression, le délire même existaient encore, lorsque tout-à-coup, vers le neuvième jour, il survint une sueur tellement abondante que plusieurs chemises furent entièrement mouillées en quelques heures; le pouls revint aussitôt à l'état naturel; il n'y avait plus ni soif ni oppression. La cause indiquait ici la crise nécessaire. Cette indication ne fut pas saisie. Dans d'autres cas analogues dont je pourrais citer un exemple récent : sans saignées préalables, le bain de vapeur aromatique a fait cesser, comme par enchantement, tous les symptômes de la pleuro-pneumonie. *Sublata causa… quo vergit natura eo ducendum est.* Oui, il faut conduire ou diriger la nature là où elle veut aller; mais, si dans bien des cas elle se suffit à elle-même pour opérer la crise salutaire, il en est d'autres, comme nous l'avons dit, dans lesquels les forces vitales, épuisées sous l'action toute-puissante des causes morbides, sont incapables de provoquer la plus faible réaction; c'est alors que l'art doit intervenir avec la plus grande énergie… Que de fois n'avons-nous pas vu, par exemple, à la Délivrande, des cholériques froids, cyanosés, sans pouls et paraissant voués à une mort certaine, ranimés tout-à-coup par la réaction que faisait naître l'action énergique de l'ipécacuanha, et rappelés ensuite à la vie et à la santé par le soin que nous prenions d'entretenir les forces vitales, réveillées ainsi de leur funeste léthargie ! Que de malades n'avons-nous pas vus encore arrivés, par une double pleuro-pneumonie, à un état de fièvre et d'oppression extrêmes, rendus à la santé, en quelques heures, par la modification toute-puissante imprimée à l'économie par l'action encore inconnue de l'émétique à haute dose... Un dernier fait, en terminant : au mois d'août 1829, régnait, dans la paroisse de Vaucelles, une épidémie de petite vérole qui avait fait déjà périr plusieurs enfants. J'avais entendu dire que, chez eux, l'éruption s'était faite difficilement et avait été *mêlée au pourpre*. Je fus appelé alors, rue de Branville, pour voir le petit Gaugain, âgé de 13 ans, d'un tempérament sanguin, d'une bonne constitution, non vacciné. Il avait été pris, sans cause connue, d'un violent frisson, suivi de chaleur générale, de céphalalgie et de nausées. Le deuxième jour, pendant la nuit, il était survenu du délire. Le quatrième jour, le délire continuant toujours, on vint me chercher et je trouvai le malade dans l'état suivant : perte complète de connaissance,

délire presque continuel ; pouls fréquent, petit ;
face injectée, tête brûlante, yeux brillants, langue
rouge à la pointe ; épigastre très-sensible, soif
vive ; une éruption de petite vérole était manifeste,
mais les pustules, très-aplaties, étaient plus sensibles à la vue qu'au toucher ; et ce qui contri-
buait à faire appréhender l'issue de cette maladie,
c'était un nombre infini de ces sinistres taches de
pourpre, dont la grandeur variait de 1 millimètre
à 1 centimètre de diamètre. — Vingt sangsues à
l'épigastre (la lésion locale me préoccupait évidemment trop alors), cataplasmes et lavements
émollients, tisane d'orge. Je ne suivrai pas cette
observation jour par jour ; il me suffira de dire,
pour abréger, que, malgré les sinapismes, les
grands bains prolongés, etc., le délire ne cessa
pas, les pustules restèrent plates, les taches pur-
purines devinrent plus larges et plus nombreuses ;
et que, le neuvième jour, elles avaient envahi
presque toute la surface du corps ; l'agitation était
extrême, le pouls petit, très-fréquent ; la mort
semblait inévitable. Ce fut alors que je prescrivis
l'émétique à haute dose. La troisième dose seulement provoqua quelques légers vomissements ; la
quatrième occasionna un soulagement notable,
suivi bientôt de plusieurs évacuations, qu'aug-
mentèrent beaucoup la cinquième et surtout la

sixième; car alors il devient difficile de comprendre d'où pouvait provenir une telle quantité de matière. Aussitôt le délire cesse, les pustules se développent d'une manière surprenante, et, en même temps, les taches rouges disparaissent et leur cèdent la place. Un grand affaissement succède à cette crise immense. Le dixième jour, le pouls est faible, peu fréquent; la langue pâle, humide; le ventre est souple, sans douleur; les réponses justes; les pustules prennent partout un grand développement. Le onzième jour, elles se rapprochent tellement que, depuis la tête jusqu'aux orteils, toute la surface de la peau n'offre en quelque sorte qu'une vaste pustule; au reste, bon état. Le bouillon de veau passe bien. Bref, le malade s'est parfaitement rétabli.

On conçoit qu'ici nous n'avons pas la prétention de formuler le traitement de la pyogénie; nous voulons seulement indiquer les grandes règles, les principes généraux de philosophie médicale sur lesquels on pourrait l'instituer d'une manière avantageuse au point de vue de la science et de l'art; et nous serions heureux que notre savant et judicieux collègue voulût bien modifier et rédiger dans ce sens l'article TRAITEMENT de son intéressant mémoire.

2°. Dans les trois formes de diathèse purulente

admises par M. Roulland, la deuxième; celle qui prend naissance sous l'influence de causes insaisissables ou que l'on ne peut indiquer positivement, me semble peu convenablement désignée sous le nom de diathèse purulente *commune*. Et d'abord, elle est fort rare, ce qui paraît la faire contraster avec ce nom : puis l'usage a consacré, dans la circonstance, des expressions que je lui préférerais de beaucoup : ainsi, diathèse *spontanée* et mieux diathèse purulente *essentielle*. L'idée d'essentielle implique quelque chose qui existe par soi-même et qui n'est pas l'effet, la conséquence, le symptôme d'une autre maladie; vous voyez que cette expression rendrait parfaitement votre pensée.

3°. La *phlegmasia alba dolens* serait placée à tort, selon moi, parmi les maladies entraînant ou accompagnant la *diathèse purulente*. Cette maladie s'accompagne évidemment et se développe même sous l'influence de l'inflammation des veines et des vaisseaux lymphatiques. Mais si, dans cette grave affection, on observe la suppuration de la veine crurale, par exemple, ce vaisseau est oblitéré par la tuméfaction de ses parois, le sang y est coagulé, sa circulation y est complètement interrompue; de là les douleurs excessives et l'œdème considérable; mais les principaux symptômes restent concentrés dans le membre malade, et rien n'indique alors, à proprement parler, une *infection purulente*. J'ai eu occasion d'observer, depuis quelques années, plusieurs cas de cette douloureuse maladie, toujours à la suite de couches laborieuses. Dans l'un, les deux membres inférieurs en furent le siége l'un après l'autre. Le deuxième fut envahi quand le premier était à peine en voie de guérison. Les frictions mercurielles à haute dose en triomphèrent. Dans l'autre, beaucoup moins grave, le membre inférieur droit en fut exclusivement le siége. Le mal céda tout simplement aux antiphlogistiques et aux narcotiques employés localement. Mais, dans l'un et l'autre cas, les veines crurales formaient des cordons noueux, résistants, se prolongeant plus ou moins bas vers la saphène interne.

Si maintenant nous supposons cette maladie portée à un très-haut degré, des symptômes de pyogénie peuvent se développer, mais cette infection purulente est ici l'effet et non la cause de la maladie.

M. Geudrin, convaincu de cette vérité, a transporté le traitement de la phlébite, suite de saignée malheureuse, à la phlébite de la *phlegmasia alba dolens*, et les remarquables succès qu'il a obtenus dans ce cas, comme dans l'autre, l'ont confirmé dans la pensée que cette maladie n'est rien autre chose qu'une phlébite marchant du centre à la périphérie , tandis que la précédente (celle qui suit la saignée) marche de la périphérie au centre. En effet, l'engorgement œdémateux débute à la partie supérieure des membres abdominaux et s'étend peu à peu vers le bas ; la douleur suit le trajet des veines, à partir du ligament de Fallope , et descend jusqu'à la malléole interne; le principe du mal remonte souvent dans les veines hypogastrique et iliaque externe , le plus ordinairement d'un seul côté. — Si, par un traitement énergique, on arrête le mal dès son principe, on évite, par cela même , les terribles conséquences qui ont quelquefois présenté les symptômes de la pyogénie plus ou moins générale. Cette vue *à priori* s'est trouvée, comme je le disais, confirmée par l'expérience. Un large vésicatoire volant, appliqué sur le ligament de Fallope dans le commencement de la maladie, a fait disparaître presqu'immédiatement la douleur; quant à l'œdème , il n'a pas tardé à se dissiper sous l'influence des bains sulfureux ou alcalins, la compression , le repos, etc.

(Extrait des Mémoires de la Société de Médecine publiés en 1856.)

Caen , Typ. de A. Hardel.

DE LA FIÈVRE CÉRÉBRALE

EN GÉNÉRAL,

ET PLUS PARTICULIÈREMENT DE CELLE DES ENFANTS,

Je dois dire d'abord, pour ceux qui regarde-
raient ce titre comme suranné et peu en rapport
avec les progrès récents de l'anatomie pathologique, que j'ai cru devoir le conserver, parce
qu'il est généralement bien compris; parce qu'il
exprime maintenant, pour tous, une maladie
aiguë des organes encéphaliques; parce que,
au contraire, le diagnostic anatomique est souvent très-obscur, très-difficile et, par conséquent, fort sujet à l'erreur (1) : au reste, toute

---

(1) M. Chomel a publié, il y a quelques années, un Mémoire fort
intéressant et appuyé d'observations très-concluantes, sur les difficultés
de ce diagnostic. Il s'est attaché particulièrement à démontrer que tous
les symptômes attribués à l'hemorrhagie cérébrale s'étaient rencontrés
dans le ramollissement et réciproquement... Boerrhaave et son com-
mentateur, Wansvieten, n'admettaient pas même la distinction de la
frénésie et de la céphalitie, prétendant que, dans l'un et l'autre cas,
les symptômes étaient les mêmes.

Le professeur Lallemand, dans ses *Recherches anatomico-patholo-*

1

la suite de ce travail sera pour moi, si j'en avais encore besoin, une plus ample justification.

Les médecins de l'antiquité désignaient souvent les maladies aiguës de l'encéphale par un seul mot, que leur fournissait le symptôme qui les frappait le plus : ainsi, Pline les appelait indistinctement *ardor capitis*; Alexandre, *coma*; mais presque tous : Hippocrate, Galien, Cœlius Aurelianus, Asclépiade, etc., désignaient par ce nom unique, phrénitis (de φρὴν, esprit), toutes les espèces de fièvres cérébrales. Les auteurs du siècle dernier, pour la plupart, distinguaient ces maladies en *frénésie*, *paraphrénésie* et *céphalitie* : la *paraphrénésie* n'était autre chose qu'une pleurésie, compliquée de délire; la *frénésie* se distinguait de la *céphalitie* en ce que, dans la première, il y avait insomnie et délire, tandis que, dans la deuxième, le délire était soporeux ou comateux. Plusieurs cependant prétendaient que les mêmes causes produisaient tantôt le coma, tantôt le délire, et désignaient toutes ces maladies par le seul nom de phrénitis. De ce nombre étaient Boerrhaave, Wansvieten, etc.; mais ces diverses

---

giques sur *l'encéphale et ses dépendances*, cite plusieurs faits où le *septum lucidum* et la voûte à trois piliers étaient détruits : il n'y avait aucun épanchement, quoiqu'on eût noté tous les signes de l'*hydrocéphale* (t. I, p. 195).

dénominations n'avaient pour eux qu'une importance bien secondaire, puisque ces souffrances
du cerveau ou de ses membranes se rattachaient
toujours, dans leur pensée, à une fièvre essentielle *ataxique, maligne, putride,* etc., dont la
céphalitie ou la frénésie n'étaient qu'un accessoire, qui devait se dissiper sous l'influence du
traitement de cette fièvre essentielle, dont la
cause dépendait constamment de l'*altération des
humeurs.* Cette idée dominait tellement dans la
science, que, long-temps après les recherches de
Home et de Chirac, qui attribuaient, au contraire,
les fièvres malignes à l'inflammation du cerveau,
l'on vit Pinel considérer encore la *fièvre cérébrale*
comme une maladie ataxique, et conseiller,
pour la combattre, de joindre aux évacuations
sanguines les fumigations aromatiques et l'usage
interne des cordiaux, comme du vin généreux,
une infusion vineuse de quinquina, l'alcool affaibli, etc.... Mais l'école *physiologique* devait
bientôt après dissiper tous ces restes de l'ancienne
doctrine : elle ne vit plus, en effet, dans cette
fièvre qu'une conséquence simple et nécessaire de
l'inflammation aiguë des méninges et de l'encéphale, terminée le plus souvent par un épanchement sanguin, séreux ou séro-purulent; et dans
la crainte qu'il ne restât encore, à cet égard,

dans les esprits, quelque idée de fièvre essentielle, elle alla jusqu'à supprimer le mot de *fièvre céré-brale* lui-même, et n'admit plus dans le langage médical que ceux de méningite, encéphalite, etc.; et, de là, le traitement antiphlogistique dans toute sa rigueur.

L'anatomie pathologique, qui avait ouvert la voie, s'y engagea avec une nouvelle ardeur : les lésions du cerveau et de ses membranes furent étudiées avec une scrupuleuse exactitude ; on essaya de rattacher chaque symptôme, chaque signe plus ou moins constant, aux diverses nuances des altérations encéphaliques, et le diagnostic anatomique se perfectionna de plus en plus, quoique, comme je l'ai dit plus haut, il soit encore fort souvent très-obscur. Mais toutes ces belles découvertes, faites pour ainsi dire dans le domaine de la mort ; cette théorie physiologique si simple, si positive ; ces deux idées corrélatives si logiques, si inflexibles, si semblables à la vé-rité, *inflammation*, *antiphlogistique*, ont-elles également fait faire à la vraie thérapeutique de ces redoutables maladies, des progrès en rapport avec ceux de leur anatomie pathologique ? Le médecin est-il armé contre elles de moyens plus énergiques, plus héroïques, plus certains? Hélas! il faut bien en convenir, notre science est encore

ici restée tellement vague, tellement incertaine
et, je pourrais dire, tellement désespérante, que
plusieurs praticiens fort distingués de la capitale,
parmi lesquels je citerai M. Trousseau, en sont
venus jusqu'à abandonner la fièvre cérébrale à la
nature ; ils ont cessé toute lutte active contre la
violence de ce mal ! Et cependant, n'était-ce pas
là, pour le médecin pratique, le seul point vraiment important ? Placez, en effet, un de ces jeunes
docteurs, habitué à ces minutieuses dissections,
tout imbu, tout pénétré de ces découvertes ana-
tomo-pathologiques, en présence d'une mère
dévorée d'inquiétude sur le sort d'un fils en proie
aux atteintes de cette terrible fièvre ; supposez,
si vous le voulez, qu'il étale à ses yeux un bril-
lant résumé des recherches modernes sur l'hydrocéphale plus ou moins aiguë, sur la céphalite,
sur la méningite, la méningo-encéphalite plus ou
moins tuberculeuse... « Toute cette science de
la mort, lui dira-t-elle, peut être fort intéressante
pour vous ; mais, pour moi, ce qu'il m'importe
de connaître, c'est ce qu'il faut faire pour sauver
mon malheureux enfant ! » — Ce qu'il faut faire,
répondrait-il, s'il partage les idées des médecins
dont je viens de parler, il faut laisser agir la
nature, et ne rien tenter pour tourmenter ce
pauvre enfant aux prises avec une maladie qui

n'épargne presque aucune de ses victimes!.. Et s'il est de ceux qui n'ont pas encore perdu toute espérance, il prescrira les sangsues aux mastoïdes ou bien à l'anus; les réfrigérants sur la tête, le révulsifs plus ou moins rubéfiants aux extrémités inférieures et le calomel à l'intérieur... Mais le mal continue ses progrès : déjà, ce ne sont plus simplement des tressaillements ou des cris interrompant brusquement un sommeil plus ou moins prolongé, des alternatives de rougeur et de pâleur, etc.; c'est maintenant un coma profond alternant avec de vraies convulsions, dont les crises se rapprochent de plus en plus. Un ou plusieurs médecins consultants sont appelés : les princes de la science se réunissent et discutent autour du lit du petit malade : l'un prescrit des affusions d'eau froide sur la tête de l'enfant, placé nu dans une baignoire; puis de l'envelopper d'une couverture de laine et de le recoucher dans son berceau; la même opération sera répétée trois heures plus tard. Un autre ordonne cinq vésicatoires simultanément, l'un à la nuque, les quatre autres aux quatre membres, et la glace en permanence sur la tête. Un troisième conseille la pommade d'authéuricth, ou bien un moxa sur le sinciput, peut-être même les frictions mercurielles à haute dose, etc., etc.

— Voilà, certes, une série de puissants et salutaires moyens. Pourquoi donc cette impuissance,
pourquoi donc ce désespoir?.. Oh! c'est que,
dans l'indication précise de leur emploi, nous
voyons régner, presque partout, un déplorable
désordre, une épouvantable anarchie : là, on
prodigue les évacuations sanguines où quelques
dérivatifs, aidés de réfrigérants, auraient suffi ;
ici, la glace provoque la répercussion, la stupeur
et la mort, où les révulsifs énergiques auraient
promptement ramené le calme et la vie!.. Oh!
c'est qu'au milieu de cette stérile abondance, il
manque ici à notre science une méthode sûre,
raisonnée, positive, non pas fondée sur les lésions
anatomiques présumables, mais aussi et principalement sur les causes bien approfondies, bien
appréciées ; sur l'étude exacte, consciencieuse
des prédispositions, des tempéraments et des
idiosyncrasies des malades ; une méthode claire
et rationnelle, à l'aide de laquelle elle puisse dire
avec certitude : là, les antiphlogistiques énergiques conviennent ; là, les révulsifs, les réfrigérants ; ici, les frictions mercurielles, etc., etc...
Cette précieuse méthode, loin de moi la prétention de vouloir l'établir et la démontrer aujour-
d'hui, toute grande, toute parfaite!.. Je désire
seulement apporter et poser quelques pierres pour

aider à sa construction. Mais la base seule, ou, si vous le voulez, l'idée de cette méthode, tout peu développée qu'elle soit; cette simple esquisse m'a rendu de tels services, m'a éclairé d'une telle lumière, au milieu de toutes ces épaisses ténèbres qui nous environnent, que je n'ai pas balancé à l'offrir, telle que je la conçois, aux méditations et aux recherches de mes collègues, promettant de travailler moi-même chaque jour encore à son perfectionnement.

L'observation attentive de faits très-nombreux, une longue expérimentation des différents agents thérapeutiques, m'ont appris et engagé à diviser ces maladies en trois espèces bien distinctes.

1°. FIÈVRE CÉRÉBRALE SANGUINE OU INFLAMTOIRE.

Enfant ordinairement vif, intelligent, actif; teint animé, forces musculaires déjà bien développées. Causes le plus souvent externes et bien appréciables : insolation, contusion du crâne, excès de travail intellectuel, affection morale vive et accès de colère, etc. Marche rapide de la maladie : fréquence et plénitude du pouls, chaleur brûlante de la tête, délire, vomissements, cris aigus, convulsions, coma, pupille resserrée (à cause de la grande sensibilité des yeux à la lu

mière) ; tous ces symptômes se présentent successivement et avec une rapidité effrayante, et
le mal arrive ainsi, en peu de jours, à sa plus
haute intensité. Le traitement antiphlogistique,
employé avec une grande énergie, obtient ici de
beaux succès; et, comme nous l'avons établi,
dans un travail publié, il y a bientôt vingt ans,
dans la *Revue médicale,* par le mot *antiphlogis-*
tique nous n'entendons pas seulement la diète et
les émissions sanguines, mais bien aussi les *fric-*
tions mercurielles à haute dose, etc.

2°. FIÈVRE CÉRÉBRALE LYMPHATIQUE OU SUBIN-
FLAMMATOIRE.

Dans cette espèce, l'inflammation est beaucoup
moins violente et surtout moins franche que dans
la première. Les sujets sont en général d'un tempérament lymphatique, à teint peu coloré, au
regard languissant, aux mouvements lents, restant
volontiers immobiles, nés de parents peu robustes
et plus ou moins tuberculeux. Les causes sont
moins communément appréciables et tirées pour
ainsi dire de la profondeur de l'organisme. La
marche des symptômes beaucoup moins rapide et
plus insidieuse: pendant les premiers jours, le
pouls est à peine fréquent, souvent même il est
lent et sans résistance; la céphalalgie, d'abord

peu intense, augmente insensiblement, l'apathie ordinaire fait des progrès notables; mais les convulsions sont nulles ou très-faibles, la chaleur du front peu prononcée ; la pupille est large et l'œil peu sensible à la lumière; ce n'est qu'après une période assez longue de tous ces prodromes que se déclarent enfin les cris hydrincéphaliques, les grincements de dents, le strabisme, le coma, et, plus rarement, les convulsions, etc. Il semble qu'il y ait ici plutôt tendance à l'épanchement séreux qu'à l'inflammation et à la suppuration des organes encéphaliques : aussi, si le début est lent dans sa marche, la terminaison est également beaucoup moins prompte que dans la première espèce. C'est dans cette forme de la maladie cérébrale que se remarquent ces hydrocéphalies chroniques de la cavité de l'arachnoïde et plus souvent encore de celle des ventricules, si bien décrite par M. *Legendre*, qui a observé avec soin un certain nombre de ces terminaisons. Il pense que l'hydrocéphalie arachnoïdienne est plus curable que la ventriculaire, et qu'elle s'en distingue en ce que la tête n'atteint pas un volume aussi considérable, et qu'elle est toujours précédée de convulsions très-fortes. Cette dernière remarque me paraît comporter une foule d'exceptions.

Le traitement doit nécessairement différer autant que les symptômes : dans cette deuxième espèce, les émissions sanguines échouent d'autant plus qu'elles ont été plus répétées et plus abondantes ; on doit donc en être très-sobre ; au contraire, les dérivatifs internes, et surtout externes : les *cinq vésicatoires* dont nous avons déjà parlé, et surtout comme nous le démontrerons, la pommade stibiée, non pas seulement, comme le conseille le Dr. Hahn, sur le sommet, mais bien sur toute la surface de la tête *rasée*, ont procuré d'heureux et inespérés succès. Les frictions mercurielles à haute dose ont encore ici réussi quelquefois ; dans ces cas, ce n'est plus par leur vertu antiphlogistique, mais par leur propriété incontestablement absorbante, qu'elles ont procuré la guérison. Le Dr. Chrétien cite un bel exemple de succès, dans un cas de ce genre, avec signes positifs d'épanchement, au moyen des frictions de la pommade *d'iodure de mercure*, associée à une potion d'iodure de potassium 60 centigrammes, iode 15 centigrammes dans 32 grammes d'eau, à prendre par cuillerée à café, de quatre heures en quatre heures, pendant quatre à cinq jours. Cette méthode, convenablement appliquée, doit procurer d'heureux résultats.

J'ai présenté le tableau de deux types parfaitement distincts ; je devais le faire pour être bien compris ; mais on conçoit que la nature n'offre pas toujours des différences aussi tranchées : elle n'a rien d'absolu. Ainsi donc, on conçoit que les divers moyens de traitement doivent concourir plus ou moins, ensemble ou séparément, à la cure de cette maladie, selon que l'une des deux nuances prédomine plus ou moins, ou que toutes deux s'unissent et se confondent de telle sorte qu'on doive nécessairement s'adresser à la fois à l'une et à l'autre méthode. Au reste, les observations rendront ces préceptes plus clairs, de même qu'elles feront mieux connaître les symptômes que je n'ai fait encore qu'indiquer brièvement, dans la crainte d'être entraîné à des répétitions fastidieuses.

C'est dans cette deuxième forme de la fièvre cérébrale que se rencontre cette espèce de *méningo-encéphalite*, que les médecins modernes ont nommée *tuberculeuse*. Son étude est bien imparfaite encore, son diagnostic différentiel bien obscur ; néanmoins, je crois nécessaire de faire ici, en sa faveur, une courte digression, ne serait-ce que pour indiquer l'excellent traitement prescrit, dans ce cas, par M. le Dr *Rilliet*.

Le plus ordinairement, cette nuance de la maladie se remarque sur des sujets présentant les dispositions physiologiques que j'ai notées au commencement de ce chapitre ; néanmoins, il n'en est pas toujours ainsi : quelquefois ces enfants ont offert l'apparence d'une belle santé ; mais ils étaient presque constamment issus de parents phthisiques et atteints eux-mêmes certainement d'une tuberculisation plus ou moins générale : les observations de la deuxième catégorie nous en offriront de remarquables exemples.... Cette méningite est caractérisée anatomiquement par un dépôt de granulations ou de *tubercules* miliaires, dans une ou plusieurs parties des organes encéphaliques. Le nombre de ces *tubercules* est d'autant plus grand, et cette maladie manifeste d'autant plus énergiquement les symptômes graves de la fièvre cérébrale caractérisée, que les prodromes ont été plus long-temps méconnus et abandonnés à leur marche fatale (1). Les accidents que détermine la masturbation, ceux de l'évolution des dents ou de la maladie vermineuse, les symptômes de la fièvre typhoïde, en

____

(1) Les belles analyses chimico-microscopiques de M. le D^r. Robin, publiées dans la thèse inaugurale de mon fils, en démontrant positivement que ces *granulations* n'étaient nullement *tuberculeuses*, sont venues récemment expliquer nos succès et doivent relever la confiance et l'espérance des praticiens dans les résultats favorables du traitement de ces maladies.

ont souvent imposé pour ces mêmes prodromes, et réciproquement ; ils ressemblent assez bien à ce que les anciens désignaient sous le nom de *fièvre lente nerveuse*. Ce sont, en général, les signes de l'invasion de la fièvre *cérébrale sub-inflammatoire* elle-même ; excepté que, dans le cas de tuberculisation, l'abattement, la paresse physique et morale, l'amaigrissement, la céphalalgie, les vomissements, la dilatation des pupilles, le strabisme, etc., se déclarent et marchent encore beaucoup plus lentement. Lorsqu'après ces symptômes précurseurs on voit arriver ceux qui caractérisent la fièvre cérébrale confirmée, le traitement est le même que celui que nous avons décrit plus haut ; mais, pendant le temps des prodromes comme aussi pendant la convalescence, voici les moyens conseillés par M. Rilliet : alimentation tonique, animale ; vin de Bordeaux coupé pour boisson, bon air, exercice gymnastique, éloignement de tout travail intellectuel. Le matin à jeun, une cuillerée à dessert, et, plus tard, une cuillerée à soupe d'huile de foie de morue ; immédiatement avant chaque repas, trois pastilles de lactate de fer ; tous les deux jours, bain à 27° R., avec addition d'une forte décoction de feuilles de noyer et 2 livres de sel marin. L'amaigrissement s'est souvent arrêté, l'appétit est revenu, la coloration du visage a reparu, et les enfants ont repris de l'entrain et de la gaîté. On voit que c'est à peu près le traitement généralement indiqué contre les maladies scrofuleuses et tuberculeuses.

3°. Fièvre cérébrale métastatique.

Cette fièvre, comme son nom l'indique, est la conséquence plus ou moins immédiate d'une sécrétion naturelle ou morbide habituelle supprimée.

Nous avons déjà vu, dans les deux premières espèces, un motif important de conserver à ces maladies leur nom générique vulgaire de *fièvre cérébrale*; nous verrons bientôt, dans les *observations*, combien leurs dénominations *scientifiques* importent peu aux praticiens, aux prises avec ces graves affections. Mais si, dans les deux premières catégories, le *nom anatomico-pathologique* présentait seulement quelques inconvénients sans aucun avantage pratique; dans cette troisième espèce, il eût été, non-seulement un embarras inutile, mais aussi et presque toujours une très-pernicieuse erreur. En effet, si dans ce cas les perturbations fonctionnelles sont grandes et profondes, les lésions organiques, au contraire, comme dans les névroses métastatiques, qui ne laissent aucunes traces visibles dans la pulpe cérébrale ou dans la trame des autres organes affectés, les lésions organiques, disons-nous, sont en général absolument nulles ; et si quelquefois elles se montrent appréciables après une longue prolongation des plus violents symptômes, parce qu'on a long-temps méconnu la cause et employé une série de moyens inutiles ou dangereux, elles ne sont que la conséquence de ces longs retards et de cette aveugle et funeste thérapeutique !..

Les médecins du siècle dernier semblent avoir eu l'idée de cette espèce de fièvre cérébrale, en admettant un genre particulier de *phrénitis* qu'ils appelaient *plica*, et qui survient quand on coupe mal à propos la *plique des Polonais.* Elle se dissipe, disaient-ils, à mesure que se forme une nouvelle plique. Voilà bien le germe de notre théorie ; seulement ils n'avaient pas cherché à généraliser cette idée.

La *fièvre cérébrale métastatique* se développe indifféremment chez les sujets sanguins et chez ceux d'un tempérament lymphatique ; cependant elle se remarque plus souvent chez les individus d'une faible constitution, nés de parents goutteux, rhumatisants ou dartreux. Dans l'enfance, les diverses gourmes répercutées en sont fréquemment la cause.

L'invasion est ordinairement très-brusque, et sa marche est plus rapide même que celle de la fièvre cérébrale inflammatoire, de sorte que si nous avons vu celle-ci arriver, *en peu de jours*, à son plus haut période, on pourrait dire que, dans celle-là, quelques heures suffisent pour lui faire atteindre son dernier degré d'intensité. Lors donc qu'on est appelé pour un malade faible et d'un tempérament plus ou moins *lymphatique*, qui a été pris *brusquement* des symptômes les plus graves de la fièvre cérébrale, il faut multiplier les questions, faire les recherches les plus minutieuses dans la supposition très-probable d'une *métastase*... Cette espèce présente encore une différence très-notable et très-importante, pour le pronostic surtout, avec les deux autres : des symptômes très-violents se sont, il est vrai, manifestés et développés très-promptement ; mais ils n'ont pas ensuite une tendance à s'accroître et à se compliquer en peu de temps des signes précurseurs de l'agonie et de la mort : on verra, par exemple, du délire, des tressaillements, du coma et même des convulsions assez fortes ; mais, au milieu de tout ce grave désordre, le front est peu brûlant, le pouls n'atteint pas une très-grande fréquence, la respiration s'embarrasse peu, et cet état se prolonge ainsi souvent pendant bien des jours, jusqu'à ce qu'une médication aveugle et intempestive vienne précipiter la catastrophe, ou qu'une révulsion puissante et rationnelle rétablisse immédiatement la santé.

J'aurais pu facilement, j'aurais dû peut-être donner à ces prolégomènes, à ces principes généraux, des développements beaucoup plus considérables ; mais j'écrivais pour des médecins instruits et expérimentés, et j'ai pensé que j'en avais dit assez pour être parfaitement compris, d'autant plus que, dans les nombreuses observations qui vont suivre, les réflexions qui les accompagneront souvent, ajouteront encore à la clarté et à l'intelligence de tous ces préceptes.

Comme nous avons divisé ces maladies en trois espèces, de même nous classerons les faits qui s'y rapportent en trois catégories différentes.

PREMIÈRE CATÉGORIE.

FIÈVRES CÉRÉBRALES SANGUINES OU INFLAMMATOIRES.

PREMIÈRE OBSERVATION.

Le petit Moclard (rue des Jacobins, 30), âgé de quinze mois, très-fort et de parents robustes, fut pris, le 10 janvier 1851, sans cause appréciable (1), pendant la nuit, d'une agitation très-grande ; il criait de temps en temps, et son sommeil était souvent interrompu par une sorte de tressaillement convulsif. Le 11, il refusait la nourriture, paraissait abattu, poussait des cris aigus, devenait alternativement rouge et pâle, tressaillait fréquemment dans son sommeil. Je le vis, le soir, et pus observer une partie des symptômes précités ; je constatai, de plus, la chaleur brûlante du front, la force et la fréquence des pulsations des artères temporales. — Je prescrivis, sur les extrémités inférieures, des cataplasmes de farine de graine de lin (trois parties) et de farine de moutarde (une partie) promenés des pieds aux jambes et aux cuisses, et changés ainsi de place, d'heure en heure ; et, pendant ce temps, des compresses imbibées d'eau froide sur le front, et renouvelées de trois minutes en trois minutes ; eau d'orge miellée. — (Comme il sera plusieurs fois question de ces *cataplasmes sinapisés*, dans la suite de ce travail, je dois dire ici, pour

(1) Je dois faire observer qu'il n'est ici question que des causes inhérentes au petit malade, car peut-être y avait-il une cause épidémique : en effet, dans la même quinzaine, je rencontrai une dizaine environ de cas analogues, dont deux furent beaucoup plus graves ; il y en avait deux, au même moment, dans la cour habitée par Moclard.

n'y plus revenir, comment je les fais préparer :
les deux farines mêlées ensemble dans la proportion d'un tiers ou d'un quart de farine de sénevé
et de deux tiers ou trois quarts de farine de
graine de lin, sont délayées promptement avec
l'eau à 80° jusqu'à consistance convenable (1),
et appliquées entre deux linges ; ordinairement
une demi-heure après, leur action se fait sentir,
et en une heure ou deux au plus, la cuisson est
forte et la rougeur très-vive.) — Le 12, le sommeil a été assez calme ; cris nuls, mais seulement
encore quelques tressaillements ; le pouls a perdu
beaucoup de sa fréquence et de sa dureté ; le
front est encore notablement chaud. Eau d'orge
miellée, diète absolue, quatre paquets de poudre
contenant 2 centigrammes de calomel et autant
de scammonée, de deux heures en deux heures,
l'un de ces paquets. Le soir, plusieurs évacuations liquides verdâtres ont eu lieu ; le mieux a
fait de nouveaux progrès. Cependant les tressaillements dans le sommeil ayant été observés à
plusieurs reprises dans l'après-midi, et le front

(1) Dans le cas où l'on veut produire une dérivation plus rapide, il
convient, pour conserver toute la force de la farine de sénevé, de la
délayer, à part, avec de l'eau tiède seulement et de la mélanger ensuite avec la bouillie de farine de graine de lin ; alors, 40 à 50 minutes
d'application de ces cataplasmes suffisent.

étant encore chaud, les cataplasmes sont remis pendant deux heures, et les compresses froides replacées comme la veille. Le 13, la nuit a été excellente; l'enfant a repris sa santé et sa gaîté ordinaires.

Nous voyons, dans ce fait, une manifestation brusque de symptômes annonçant l'invasion très-prochaine de la *fièvre cérébrale inflammatoire*, et la caractérisant même jusqu'à certain point, et combien il est important de remédier aux premiers débuts de cette maladie, puisque alors des moyens très-simples suffisent pour en arrêter la marche et les progrès. Quelques heures plus tard, en effet, ce genre de médication n'aurait probablement plus suffi, et des évacuations sanguines seraient devenues nécessaires. Je pourrais citer un nombre considérable d'observations, tout-à-fait semblables à celle-là, et dans lesquelles les mêmes moyens ont obtenu les mêmes résultats.

Mais cette fièvre cérébrale présente quelquefois, dès le principe, des symptômes d'une telle violence, qu'il paraît évident que cette médication ne serait plus suffisante.

DEUXIÈME OBSERVATION.

Le petit Massieu (rue St.-Pierre), âgé de six ans, d'un tempérament sanguin-lymphatique, d'une forte constitution , éprouva, pendant la nuit, de l'agitation , de la céphalalgie ; et , dans la matinée suivante, la douleur de tête était augmentée ; l'enfant refusa la nourriture , resta abattu et, dans un sommeil fréquemment interrompu par de brusques et nombreux tressaillements , il fut souvent alternativement rouge et pâle. Vers quatre heures d'après-midi , ces tressaillements firent place à des secousses convulsives. A cinq heures, on vint, en courant, me chercher ; à mon arrivée, il était, depuis vingt-cinq minutes, en proie à d'horribles convulsions : la bouche et les yeux étaient continuellement en mouvement, et les membres supérieurs raidis, tordus et violemment remués par de fréquentes secousses... Les artères temporales battaient vite et très-fort ; le front était brûlant, la respiration embarrassée, la déglutition impossible. — Dix sangsues furent appliquées immédiatement derrière les oreilles, en même temps que des cataplasmes, *sinapisés au tiers*, étaient placés aux pieds et des compresses froides renouvelées, toutes les deux minutes, sur le front... Les convulsions se calment peu à peu, à mesure que le sang s'écoule ; à sept heures, les cataplasmes changés de place, furent mis aux genoux, et les pieds très-rouges furent enveloppés dans une flanelle bien

chaude; l'enfant était calme, buvait facilement;
le pouls était beaucoup moins fréquent. — Orge
miellée ; on enlève les cataplasmes à huit heures;
la nuit est bonne; et le lendemain l'enfant, sauf
la faiblesse occasionnée par les sangsues , est
revenu à sa santé ordinaire.

TROISIÈME OBSERVATION.

Le 20 janvier 1851, on vint me prier d'aller
voir le petit Lemonnier , malade depuis la veille.
Cet enfant, âgé de huit ans, très-intelligent;
front large et saillant, d'une belle et forte constitution, de parents sains et robustes, avait éprouvé,
dans la soirée, des frissons prolongés, suivis,
pendant la nuit, d'une chaleur générale, d'agitation et de céphalalgie. Je le vis, à midi; il avait
dormi beaucoup dans la matinée; ses dents grin-
çaient souvent et très-fort. Il se plaignait d'un
grand mal de tête; le front était brûlant, les
yeux brillants, les joues rouges, le pouls fréquent
et développé. — Cataplasmes sinapisés aux pieds,
compresses froides souvent renouvelées sur le
front , diète ; tisane de tilleul alternant avec
l'orangeade. Les cataplasmes n'ont été supportés
que trois quarts d'heure. A quatre heures, la
céphalalgie avait considérablement augmenté; le
délire ne tarda pas à se manifester, et, à cinq

heures, le malade était dans une grande agitation :
il poussait des cris de frayeur ; il se levait et
cherchait à fuir, ou bien il frappait avec violence
son oreiller ; il ne reconnaissait plus personne ;
le pouls était plus fréquent et plus fort. Je pratiquai une saignée du bras, de 180 grammes environ : il y eut alors des efforts de vomir, de la
pâleur, une tendance à la syncope. Les cataplasmes *sinapisés au tiers* furent appliqués aux
pieds, et reportés aux jambes, puis aux cuisses,
à une heure d'intervalle entre chaque changement ;
des compresses froides furent renouvelées fréquemment sur le front. Quelques instants après
la saignée, le délire avait cessé, et l'enfant reconnaissait très-bien les personnes qui l'entouraient,
il leur parlait et sentait déjà une grande diminution dans ses douleurs de tête. Le sang se couvrit d'une légère couenne inflammatoire. La nuit,
quoiqu'un peu agitée, fut néanmoins assez bonne ;
le délire ne reparut plus. Le 21, au matin, le
pouls a perdu sa plénitude et une partie de sa
fréquence, la céphalalgie n'existe plus ; l'enfant
est gai, il est assis dans son lit et joue avec différents objets d'agrément ; le front est encore un
peu chaud, la langue chargée d'un enduit blanchâtre. — 15 centigrammes de scammonée et de
calomel en trois paquets, à prendre d'heure en

heure ; bouillon de veau , lait coupé dans l'après-
midi. Le soir , plusieurs évacuations liquides verdâtres ont eu lieu ; le pouls est dans l'état naturel. Le 22, la nuit a été très-bonne, la langue est
moins chargée, le pouls sans fréquence, un peu
faible ; l'appétit se prononce. — Deux soupes ,
précédées d'une demi-cuillerée de vin de quinquina , sont bien digérées dans la journée. Le
23, le régime ordinaire est repris, l'enfant est
levé ; il est gai, un peu pâle, mais au reste rien
ne rappelle l'atteinte profonde qui avait été portée
à sa santé.

J'ai rapproché exprès ces deux observations
pour montrer combien , *dans la pratique* , les dénominations anatomiques sont peu importantes :
en effet, si, dans la première, les convulsions
indiquaient l'*encéphalite* ; quoique cela soit vrai
généralement, cependant il est arrivé souvent que
l'inflammation de l'arachnoïde a déterminé des
convulsions , mais jamais la paralysie (Voir Lallemand, ouvrage cité) , la saignée générale devrait être préférée ; et néanmoins, dans ce cas ,
les sangsues firent promptement justice de cette
fièvre cérébrale ; et si, dans la seconde, le délire
indiquait la *méningite* (Voir encore Lallemand ,
même ouvrage), en théorie, les sangsues devaient
être préférées ; et cependant la saignée générale

a presqu'immédiatement enrayé la marche funeste
de cette *autre* forme de la *même* maladie. Qu'il
me soit permis de m'arrêter ici un instant pour
dire un mot de la saignée générale chez les enfants, et particulièrement dans la fièvre cérébrale
à début très-brusque : je crois qu'on devrait y
recourir beaucoup plus souvent qu'on ne le fait
communément : elle devrait être la *règle*, et les
sangsues, l'*exception*. A l'hôpital des enfants,
nous avons vu M. Guersent père en faire un très-
fréquent usage, et bien souvent avec un grand
succès; et, si je ne craignais d'être trop long,
je rapporterais en détail plusieurs autres faits très-
analogues au précédent, dans lesquels la saignée
du bras a suspendu immédiatement la marche de
cette maladie. Je rappellerai seulement, en peu
de mots, les deux suivants :

QUATRIÈME OBSERVATION.

Mlle. Lucile de Canteloup avait six ans alors;
elle était vive et très-intelligente (le front développé), d'une forte constitution, de parents sains
et forts; après avoir éprouvé, dans la journée,
de l'anorexie, du malaise, un peu de céphalalgie,
elle fut prise, dans la nuit, d'une fièvre assez
forte, d'agitation, etc. Le matin, elle parut très-
abattue; son mal de tête lui arrachait des cris de

douleur ; elle refusa la nourriture ; elle dormait
constamment, tressaillait brusquement, ouvrait
les yeux et se rendormait immédiatement. Tantôt
elle devenait très-rouge, et bientôt après elle pâ-
lissait beaucoup. Elle paraissait délirer dans son
sommeil, mais elle répondait juste aux questions
qu'on lui adressait ; sa parole était brève. A mon
arrivée à Lingèvres, à quatre heures du soir, elle
était plongée dans un profond assoupissement :
pendant dix minutes d'observation, je la vis plusieurs fois rougir et pâlir alternativement ; je re-
marquai deux ou trois secousses convulsives qui
ne suffisaient plus pour la tirer de son sommeil ;
le front était brûlant, le pouls fréquent et dur.
Il devait paraître très-probable, pour tout médecin habitué à voir ces sortes de maladies, que des
convulsions violentes allaient bientôt se déclarer.
Je proposai une saignée générale qui fut acceptée,
et je la poussai jusqu'à un commencement de syncope ; nous avions obtenu environ 200 grammes
de sang. — Cataplasmes sinapisés aux pieds, compresses froides sur le front ; tête maintenue très-
élevée, etc. — Les tressaillements disparurent
presque immédiatement ; le sommeil fut paisible ;
deux heures après, on avait reporté les cataplasmes aux genoux ; les pieds étaient rouges, et
l'enfant s'en plaignait plus que de sa douleur de

tête ; elle resta éveillée pendant deux ou trois heures ; la nuit fut bonne ; et le lendemain matin, à mon départ, toute apparence de danger avait disparu.

OBSERVATION QUATRIÈME *(bis)*.

Le 26 août 1851, à midi, on vint réclamer mes soins pour l'enfant de M. Tardif, gendarme à la résidence de Caen. Ce petit garçon, âgé de seize mois, d'une belle et forte constitution, de parents forts et sains, avait été pris le matin, à six heures, de convulsions violentes, qui avaient duré trente à quarante minutes, et à la suite desquelles il était resté abattu, endormi et tressaillant souvent dans ce sommeil. A neuf heures, il éprouva une deuxième convulsion de plus d'une heure, après laquelle la respiration resta inégale, embarrassée, le sommeil comateux avec tressaillements plus fréquents ; à onze heures, des convulsions beaucoup plus violentes que les premières se manifestèrent tout-à-coup ; et, à midi, voici l'état dans lequel je trouvai cet enfant : Le bras et la jambe gauches étaient continuellement agités de secousses convulsives fortes et rapides ; les membres droits étaient, au contraire, dans une immobilité complète. Les yeux étaient fixes, largement ouverts ; la pupille droite deux fois plus large que la gauche, la respiration bruyante, râleuse, inégale, interrompue comme si la suffocation eût été imminente ; front très-chaud, pouls très-fréquent. — Des cataplasmes sinapisés *au tiers* sont appliqués aux pieds et des compresses froides sur le front fréquemment renouvelées, une saignée de bras est pratiquée. Une heure après, les convulsions avaient un peu diminué. La respiration était un peu moins inégale et moins gênée ; les sinapismes sont placés aux genoux, les compresses froides continuées ; à quatre heures de l'après-midi, les convulsions ont cessé, la respiration est presque naturelle ; l'enfant dort, mais il ne tressaille plus : 15 centigrammes de calomel en dix paquets ; une dose, de deux heures en deux heures, aussitôt que le petit malade pourra boire. La nuit se passa assez bien ; l'enfant fut souvent réveillé, mais il refusa constamment de boire. Ce ne fut qu'à six heures du matin qu'il put prendre son premier paquet ; il cria beaucoup après ; les parents pensèrent que le médicament lui donnait des coliques, on ne renouvela point la dose ; on administra un lavement qui produisit un très-bon effet. — Lait coupé. — Le 29, l'enfant paraît revenu à la santé : la tête n'est plus chaude, et le pouls est à peine fréquent. — Deux petits potages. — Guérison.

Nous avons dit et prouvé, je crois, combien le diagnostic anatomique de ces maladies est peu important dans la pratique; il ne faudrait pas en conclure que nous négligions absolument de le reconnaître, et que nous ne sachions pas en apprécier l'importance au point de vue de la science. Pour démontrer combien ce diagnostic peut être quelquefois précisé avec certitude, qu'il nous soit permis de rapporter le fait suivant, intéressant sous plusieurs rapports.

CINQUIÈME OBSERVATION.

Je fus appelé, le 15 mai 1839, pour donner des soins à un enfant de dix-huit mois : cet enfant, qui avait toujours été faible, me dit sa mère, ne marchait pas encore tout seul; il toussait souvent, quoiqu'il se fût toujours bien porté, excepté depuis six jours qu'il toussait davantage et avait perdu l'appétit... La peau était chaude, le pouls fréquent, la langue humide et chargée d'un enduit muqueux assez épais; il existait une légère diarrhée. — Les cataplasmes émollients sur la poitrine et sur le ventre, des lavements de même nature, l'eau de riz sucrée, la diète suffirent pour procurer une grande amélioration, et cet enfant paraissait entrer en convalescence, lorsque tout-à-coup le *bras gauche* fut pris de

mouvements convulsifs violents et presque continuels. Je trouvai alors le pouls plein et très-
fréquent, la tête brûlante, et je fis appliquer aux
pieds des cataplasmes légèrement sinapisés, très-
chauds, et, en même temps, sur le front des
compresses froides, fréquemment renouvelées. Le
soir, ces moyens n'ayant pas suffi pour arrêter
les convulsions du bras, qui s'étaient même mon-
trées aussi, quoique avec moins de force, à la
jambe du même côté, je fis appliquer, derrière
l'oreille *droite*, cinq sangsues et renouveler aux
pieds les cataplasmes sinapisés. Le deuxième
jour, les convulsions avaient cessé, le pouls était
moins fréquent, la tête moins chaude, et l'enfant
qui, sans perdre entièrement la connaissance,
avait été fort abattu, était ranimé, et, selon
l'expression de sa mère, *comme ressuscité*. La
journée se passa assez bien; on avait permis un
peu de lait coupé; mais comme, le soir, quelques
légers mouvements s'étaient encore fait remarquer
dans le bras gauche, on était revenu aux cataplasmes sinapisés aux pieds, et aux compresses
froides sur le front. Le troisième jour, l'enfant
était plus abattu; des mouvements convulsifs se
manifestèrent *dans la jambe droite*, le pouls était
fréquent, mais très-faible. On se contenta de
prescrire de nouveau les cataplasmes sinapisés,

les compresses froides et un large vésicatoire à la nuque. Les convulsions continuèrent néanmoins dans la *jambe droite ;* quelques mouvements spasmodiques se remarquèrent aussi dans le bras droit ; *dans le gauche,* on voyait en même temps un léger tremblement. Le vésicatoire n'avait pas été appliqué. La mort arriva au milieu du quatrième jour ; le lendemain matin, je fis l'ouverture du corps.

La surface convexe des deux hémisphères du cerveau ayant été mise à découvert, nous aperçûmes à travers l'arachnoïde, qui ne paraissait pas enflammée, une rougeur foncée sur toute la *partie postérieure et supérieure* de l'hémisphère droit. Sa partie antérieure ou frontale était, au contraire, à peu près dans l'état naturel. Cet hémisphère, fendu profondément d'avant en arrière, nous présenta, *postérieurement,* une portion du cerveau transformée en un foyer inflammatoire de la grandeur d'un œuf de pigeon, au centre de laquelle la pulpe, d'un rouge-jaunâtre, était ramollie et évidemment en suppuration. De ce foyer principal, *qui expliquait si bien les convulsions du bras gauche,* s'étendaient, en avant, vers la partie supérieure de la région frontale, des traînées rougeâtres et assez profondément enfoncées dans la substance cérébrale, et qui, plus récentes évidemment, pouvaient aussi expliquer les convulsions moins anciennes et moins violentes de la *jambe gauche*. Du côté gauche, au contraire, le cerveau laissait apercevoir, à travers l'arachnoïde, la *partie supérieure et antérieure d'un rouge très-vif*, tandis que la région occipitale n'offrait rien de remarquable. Cet hémisphère, coupé aussi d'avant en arrière, nous laissa voir la pulpe cérébrale très-rouge, dans une profondeur de 2 centimètres au point qui correspondait à la rougeur extérieure. Cette nuance se prolongeait, mais en diminuant de profondeur, jusque dans la région pariétale. Cette inflammation de la portion frontale de cet hémisphère, évidemment plus récente que celle du côté opposé, donnait aussi une explication très-satisfaisante des convulsions qui ne s'étaient manifestées, dans *la jambe droite*, que la veille de la mort.

La poitrine nous présenta le poumon gauche dans l'état naturel ; mais, à droite, la plèvre était remplie d'un foyer séro-purulent très-liquide, qui avait tellement refoulé le poumon, qu'à peine pouvait-on l'apercevoir, accolé qu'il était le long des vertèbres dorsales. Les autres organes n'offraient rien de bien notable.

On sait que plusieurs *anatomo-pathologistes*, et particulièrement MM. Rostan, Lallemand, etc., ont avancé et démontré bien souvent par l'expérience, que l'inflammation de la partie postérieure d'un hémisphère cérébral donnait naissance aux convulsions du bras du côté opposé ; que la lésion de la partie antérieure occasionnait, au contraire, la convulsion ou la paralysie de la jambe du côté opposé, etc. Je puis assurer qu'en suivant la clinique du professeur Rostan, fondé sur ces principes, il nous a presque toujours avec certitude pronostiqué, avant l'autopsie, le siége précis, soit d'un foyer apoplectique, soit d'une inflammation, d'un ramollissement, etc. C'est aussi appuyé sur ces données que, dans mon observation, pour combattre les convulsions du *bras gauche*, qui m'indiquaient une inflammation de la partie *postérieure de l'hémisphère droit*, je faisais appliquer les sangsues derrière l'oreille de ce côté, et on a vu, en effet, que cette portion de l'encéphale avait été la première envahie par une inflammation telle qu'au quatrième jour, elle était déjà en suppuration. Toutes les autres lésions se sont également trouvées en rapport parfait avec les symptômes. On voit donc que ce diagnostic est intéressant et satisfaisant au point de vue de la science, et qu'il l'est aussi quelquefois au point de vue de la thérapeutique, dans les fièvres cérébrales de cette première espèce ; mais, je le répète, il est bien souvent aussi surtout dans les autres formes très-obscur, et, d'ailleurs, fort peu important dans la pratique.

SIXIÈME OBSERVATION.

Le fils du garde du passage Bellivet, enfant de trois ans, d'une bonne constitution, de parents robustes, fut pris, au commencement de mai 1850, d'une céphalalgie continuelle qui, en vingt-quatre heures, fit des progrès considérables. Je fus appelé le deuxième jour, au soir, et le trouvai, la face rouge, le front brûlant, le pouls très-fréquent et fort; il avait refusé la nourriture, et la tisane de tilleul qu'il avait bue avait été bien des fois rejetée par le vomissement; la langue était humide et saburrale. — Des cataplasmes sinapisés *au quart* furent appliqués aux pieds, puis aux jambes, puis aux cuisses, et, en même temps, des compresses imbibées d'eau froide furent très-souvent renouvelées sur le front. Le troisième jour, la maladie paraît avoir fait de notables progrès : l'agitation a été continuelle pendant la nuit; si le sommeil s'établissait quelques instants, l'enfant se réveillait brusquement par un tressaillement général, comme sous l'influence d'une secousse électrique; il a été souvent alter-nativement pâle et très-rouge, son front est brûlant et le pouls encore plus fréquent. — Quatre sangsues sont appliquées aux mastoïdes, et, au même moment, on renouvelle les applications de cataplasmes aux pieds et de compresses froides sur la tête ; les piqûres de sangsues ont coulé presque toute la journée. Le quatrième jour, le front est moins chaud, le pouls bien moins fréquent ; la nuit a été calme ; la langue est plus chargée ; il y a un peu de toux ; l'appétit se fait sentir. — Bouillon de veau, quelques petites tasses d'eau d'orge miellée, coupée de lait. Le cinquième jour, la nuit a été agitée, le front est chaud ; légère céphalalgie. — Potion avec 5 centigrammes de tartre stibié à prendre en trois doses, à une heure d'intervalle ; elle produit plusieurs vomissements et des selles copieuses liquides, jaunes-verdâtres. Le soir, l'enfant est mieux ; mais, dans la nuit, il se réveille plusieurs fois en sursaut ; il tressaille souvent en dormant, il rougit et pâlit alternativement. Le sixième jour, le front a repris toute sa chaleur, le pouls toute sa fréquence ; l'assoupissement est profond. Le petit malade est couché sur la face, et, dans la journée, il se réveille plusieurs fois brusquement, se lève en faisant entendre un cri aigu ; il retombe et se rendort presque aussitôt. Le soir, son état paraît encore aggravé. — Onguent napo-

litain, 16 grammes en quatre paquets, une friction
avec l'une de ces doses, de deux heures en deux
heures. Le sommeil comateux a continué une
partie de la nuit ; il a été fréquemment interrompu
par des cris aigus ; l'enfant s'est encore levé
debout plusieurs fois ; mais, après la quatrième
friction, l'agitation a paru diminuer beaucoup.
Le septième jour, au matin, le pouls est moins
fréquent, le front moins brûlant, le sommeil moins
profond, etc. Les frictions sont continuées de
trois heures en trois heures seulement. Le soir,
le mieux se soutient. Il est convenu que les frictions seront suspendues, si le calme continue.
Dans la nuit, une seule dose d'onguent a été
employée, à cause de quelques tressaillements qui
avaient encore eu lieu. Le huitième jour, le pouls
et le front sont à l'état naturel : l'enfant est très-
éveillé, très-malin, inabordable ; mais toute crainte
de danger est évidemment dissipée : il y a eu
36 grammes d'onguent employés, et cependant,
comme cela arrive le plus ordinairement, les
glandes salivaires ne sont nullement affectées.
Quelques jours après, cet enfant était revenu à
sa santé ordinaire.

Dans les généralités qui précèdent ces observations, nous avons déjà indiqué brièvement les

différents cas dans lesquels les *frictions mercurielles à haute dose* doivent être employées. Nous
voici arrivé au moment où nous devons entrer,
relativement à ce puissant moyen, dans les détails indispensables. Mais d'abord, un mot sur
l'observation précédente. On demandera peut-être
pourquoi, après l'amélioration obtenue par les
sangsues, puisque pendant vingt-quatre heures
on put croire l'enfant sauvé, pourquoi, dis-je,
nous n'y sommes pas revenu une seconde fois?
Voici notre réponse : l'évacuation de sang avait
été abondante et prolongée ; et puis une longue
expérience des *frictions mercurielles* nous avait
appris que, par elles, nous arriverions à notre
but tout aussi certainement, sans effrayer les
parents et surtout sans jeter l'enfant dans ces
longues débilités, si souvent préjudiciables à cet
âge, et dont il ne se relève pas toujours. On a vu
comment le but que nous nous étions proposé fut
atteint : après la quatrième friction, une très-
grande amélioration s'était déjà manifestée, et,
après la neuvième et dernière, la maladie n'existait plus.

Il y a plus de vingt ans, que, fondé sur l'analogie qui existe entre la *méningite* d'une part ; de
l'autre, la péritonite et les artrites aiguës, dans
lesquelles la pommade mercurielle avait obtenu

de beaux succès, j'essayai pour la première fois ces frictions *à haute dose*, dans la fièvre cérébrale : les résultats furent tellement remarquables que, quelque temps après, je publiai un premier travail dans la *Revue médicale* (juillet 1834) sur cet important sujet. Il ne m'appartient pas de dire ici combien d'enfants, depuis ce temps, ont dû la vie à ce précieux moyen ; je laisserai parler les faits, et, pour qu'ils paraissent plus incontestables, je les choisirai de préférence en dehors de mes propres observations ; je dirai seulement que bon nombre de praticiens m'ont fait part, verbalement et par écrit, des résultats heureux qu'ils en avaient obtenus dans plusieurs cas désespérés. Mais je dois rappeler d'abord, en peu de mots, la manière de pratiquer ces frictions : la dose de l'onguent a varié, suivant l'âge et les circonstances, de 4 à 15 grammes, et l'intervalle entre chaque friction, de deux à quatre heures et plus. Dans tous les cas, après avoir frictionné le ventre du malade, pendant une ou deux minutes, avec une flanelle sèche et chaude, je fais étendre la dose prescrite, d'une manière égale, sur toute la surface de l'abdomen, que je recouvre ensuite avec la flanelle, qui doit avoir une étendue suffisante. Pour renouveler l'opération, je fais essuyer et frictionner la peau avec la même étoffe, pendant le même temps, et une nouvelle dose d'onguent est ensuite étendue comme la première fois. Une circonstance qui doit être prise en considération est la température : l'action du mercure, en effet, est d'autant plus prompte et plus énergique que la température est plus élevée. Ainsi, pendant l'hiver, il est rare que l'effet salutaire du médicament se manifeste avant vingt ou trente heures, tandis que, dans l'été ou le printemps, comme on l'a vu dans la précédente observation, douze à vingt-quatre heures suffisent pour faire disparaître la fréquence du pouls, le délire ou le coma et tous les symptômes graves. Ainsi donc, pour obtenir des effets identiques, dans les diverses saisons, il est nécessaire, dans l'hiver, d'augmenter les doses et de diminuer les intervalles entre chacune d'elles (1). Quant à l'indication de ces frictions, comme nous l'avons déjà dit antérieurement, elle est urgente, lorsqu'il

(1) Une objection m'a été faite ici par un de nos savants collègues, M. Le Petit : « Comment comprendre cette différence, puisque la température du corps maintenue sous les couvertures ne varie jamais sensiblement ? » Voici, je crois, l'explication de cette difficulté : dans la saison chaude, la transpiration est plus abondante que dans la saison froide ; or, comme il est probable que l'action de l'onguent est d'autant plus énergique qu'il se forme plus d'oxyde de mercure à la surface de la peau qu'il recouvre ; il est manifeste que cet oxyde doit se former plus promptement et plus abondamment en été qu'en hiver...

est démontré que, malgré les sinapismes, les réfrigérants sur la tête, les évacuations sanguines, etc., le mal continue ses pernicieux progrès. Il ne faut pas attendre que le pouls ait perdu sa fréquence, que la chaleur générale et locale soit diminuée; c'est, en un mot, dans l'état aigu, dans la première période de la maladie, que ce puissant moyen donne les plus heureux résultats. Il est encore une deuxième indication : c'est, lorsque le pouls a déjà perdu sa fréquence; que les pupilles sont largement dilatées, plus ou moins insensibles à la lumière; qu'aux convulsions a succédé la paralysie, etc. ; en un mot, dans la troisième période : dans ce cas, le mercure agit par sa propriété absorbante; les chances sont bien moins grandes, et cependant plusieurs faits bien intéressants viendront encore ici démontrer la puissante efficacité de ces frictions.

SEPTIÈME OBSERVATION.

La petite Létourmy (rue Guilbert), âgée de six ans, d'une bonne constitution, tempérament sanguin-lymphatique, vive et spirituelle, de parents robustes, me fut apportée, par sa mère, dans la matinée du 1er. juillet 1850. Depuis huit jours, elle était prise, toutes les trois ou quatre heures, d'un tremblement convulsif violent dans l'indicateur gauche ; chaque crise durait au moins quinze à vingt minutes, et, pendant ce temps, cette enfant se plaignait de souffrir beaucoup dans ce doigt et dans la tête ; la céphalalgie se prolongeait ensuite pendant une ou deux heures : comme ces symptômes bizarres avaient lieu plus particulièrement depuis cinq heures du soir jusqu'à quatre heures du matin, et qu'ensuite la matinée en était presque exempte, je crus avoir affaire à une névrose intermittente, et je prescrivis 40 centigrammes de sulfate de quinine en deux doses ; la deuxième devait être prise à deux heures. Les crises n'en furent nullement modifiées ; et, le soir, la céphalalgie étant forte et continuelle, je fis appliquer aux pieds des cataplasmes *sinapisés au tiers*, et des compresses froides sur le front. Le lendemain matin, 2 juillet, aux mouvements convulsifs du doigt s'étaient joints, pendant la nuit, ceux de la face ; ces convulsions se rapprochaient de plus en plus ; et, à dix heures du matin, lorsque je visitai la malade, les mouvements de flexion et d'extension de l'indicateur étaient violents et très-rapides ; la face était rouge, et tout le côté gauche était agité de fortes convulsions ; le front était brûlant, le pouls fort et fréquent, la tête très-douloureuse,

la congestion cérébrale manifeste. — Huit sangsues derrière les oreilles ; cataplasmes sinapisés
promenés sur les extrémités inférieures ; réfrigérants sur la tête, etc. Le 3, mieux général ;
les sangsues avaient occasionné une perte de sang
longue et abondante ; le pouls était faible et peu
fréquent ; les convulsions se montraient encore
dans les mêmes parties, mais moins longues et
moins fréquentes. — Trois paquets de calomel,
de deux grains chaque, à trois heures d'intervalle. — Le 4, malgré plusieurs évacuations de
la veille, la fièvre a repris toute son énergie ; la
tête est brûlante, douloureuse, l'agitation a été
continuelle pendant la nuit ; sommeil nul, plaintes
et cris aigus fréquents. — Trois paquets de calomel, de 10 centigrammes dans la journée,
frictions d'onguent napolitain, de 6 grammes
chaque sur l'abdomen, de quatre heures en quatre
heures. Le 5, deux frictions seulement avaient
été faites, parce que, peu de temps après la
seconde, le calme s'était rétabli. La céphalalgie
est peu sensible, les convulsions ont disparu et
le pouls est à peu près dans l'état naturel. —
Suspension de tout traitement actif ; bouillon de
veau, lait coupé, etc. Le 6, convalescence.
Depuis ce temps, santé excellente.

Dans ce fait, la fièvre cérébrale était, il est

vrai, moins violente, les lésions organiques moins profondes probablement que dans le précédent; cependant nous pensons que la température plus élevée n'a pas été étrangère à l'action très-promptement efficace de notre pommade mercurielle. Ici, en effet, deux frictions de 6 grammes avaient suffi; tandis que, dans l'autre, ce n'est qu'après la quatrième, de 4 grammes, que l'amélioration a été manifeste.

HUITIÈME OBSERVATION.

Le 9 décembre 1847, on vint me prier d'aller voir, rue de Falaise, une petite fille de deux ans, qui avait été prise, il y avait six jours, de maux de tête violents; elle avait perdu l'appétit; elle se réveillait souvent en sursaut, avait des tressaillements. On lui avait administré différents remèdes contre les vers, et malgré cela, la maladie avait fait des progrès: l'enfant était plus abattue, plus agitée, et avait fréquemment des alternatives de rougeur et de pâleur: tels étaient les renseignements que me donna la mère, femme intelligente et pleine de sollicitude pour sa petite fille. Voici ce que j'observai : pouls fréquent, artères temporales battant avec force, front brûlant, peau sèche, pupilles déjà un peu dilatées, agitation. Si l'enfant s'assoupit un instant, des tressaillements convulsifs la réveillent presque aussitôt ; selles un peu liquides et involontaires, depuis la veille seulement. La toux existe, elle est peu fréquente, elle avait précédé la maladie actuelle. Le tempérament et la constitution sont excellents ; l'intelligence très-développée ; les parents sains et robustes. — Diète, tisane d'orge miellée, cataplasmes sinapisés *au quart* aux pieds, puis aux genoux ; compresses froides, renouvelées fréquemment sur le front ; sangsues derrière les oreilles. Le soir, les mouvements convulsifs sont moins fréquents, mais l'abattement est plus grand, la sensibilité morale et physique diminue de plus en plus. Le 10, les pupilles sont beaucoup plus dilatées, elles sont immobiles sous l'influence de la lumière ; la vue et l'ouïe semblent abolis ; la connaissance et la sensibilité générale sont anéanties ; le front est brûlant ; les artères temporales battent avec force et fréquence ; le pouls est faible ; les secousses convulsives ; les soubresauts des tendons sont remplacés par un commencement de contracture générale ; en un mot, la période aiguë va bientôt faire place à celle de collapsus, si bien décrite par *Lallemand*. S'il nous fallait ici poser le diagnostic anatomique, nous dirions que l'absence de paralysie nous faisait croire plutôt à la méningite qu'à l'encéphalite, et que la largeur et l'immobilité des pupilles nous faisaient craindre un commencement d'épanchement. Je ne dissimulai donc pas mes craintes aux parents : je leur déclarai que l'enfant était vouée à une mort certaine, si l'on ne se hâtait de faire exactement ce que j'allais prescrire. J'ordonnai 32 grammes d'onguent napolitain en huit paquets pour faire une friction, de deux heures en deux heures, sur l'abdomen et la base de la poitrine, avec les précautions que j'ai indiquées plus haut. Cette prescription fut exécutée immédiatement et continuée avec précision et intelligence. Le 11, les pupilles sont moins grandes évidemment ; le front est moins brûlant, l'enfant donne un léger signe d'impatience, lorsqu'on pose dessus une main froide ; de même qu'elle retire un peu son bras, quand on veut lui toucher le pouls, qui paraît aussi un peu moins fréquent ; selles et urines encore involontaires. Le mieux est immense ; néanmoins je ne crus devoir diminuer ni la dose, ni le nombre des frictions. On les continue donc, de deux heures en deux heures, avec la même exactitude. Le 12, la largeur des pupilles est encore beaucoup diminuée : l'enfant distingue les objets et reconnaît les personnes ; sa voix, qu'elle n'avait pas fait entendre depuis plusieurs jours, est revenue ; elle pousse souvent des cris, est très-agitée; la toux est plus fréquente, la chaleur de la tête est presque naturelle. — Deux frictions seulement de 4 grammes chaque, à quatre heures d'intervalle. Le 13, la connaissance est parfaite, les pupilles ainsi que l'ensemble des traits sont dans l'état naturel; seulement l'enfant paraît un peu pâle et maigrie. On s'est aperçu qu'à la région du sacrum il existe plusieurs excoriations, qui ont mis le derme à nu et qui causent l'agitation et l'insomnie : on les panse avec le cérat et on entretient soigneusement la propreté. Deux jours après, elles sont en voie de cicatrisation; l'enfant est plus calme, elle a bu du lait et du bouillon. Le 19, la convalescence paraît assurée : la bouillie et la soupe passent on ne peut mieux; la toux catharrale, qui avait repris de la force à mesure que la fièvre cérébrale s'était dissipée, la fatigue encore un peu, mais elle diminue depuis la veille. Il n'y a eu ni aphthes ni salivation.

L'action salutaire et puissante des frictions mercurielles est, dans ce cas, d'autant plus manifeste que sa gravité avait vraiment quelque chose d'effrayant, et qu'ici tout autre moyen thérapeutique a été soigneusement écarté.

Le fils de M. Bouillon (rue St.-Jean) est âgé de six ans, d'une bonne constitution et habituellement bien portant ; il avait reçu, au commencement de janvier dernier, un coup violent au front. Le 15 du même mois, après un repas ordinaire, il éprouva une violente indigestion, suivie de céphalalgie et de diarrhée. — Régime ; eau de de riz. — Somnolence, agitation la nuit ; le pouls devient fréquent, etc. Le 20, je suis appelé à lui donner des soins. La diarrhée persiste encore, mais peu abondante ; le sommeil est comateux, le front brûlant, le pouls à cent quinze pulsations par minute. J'interrogeai avec soin la mère, pour savoir si quelque transpiration ou éruption supprimées ne seraient point la cause de cette congestion cérébrale. Elle me répondit qu'en effet, depuis bien long-temps, son enfant était affecté d'une éruption rouge avec démangeaison au haut des cuisses, et que tout cela avait disparu depuis qu'il était malade. Je crus avoir affaire à une fièvre cérébrale *métastatique* ; mais il n'y avait là, comme je l'appris plus tard, qu'une simple *conséquence* ; pendant deux jours, j'employai inutilement les frictions d'huile de Croton au plat des cuisses, et cependant je faisais promener des cataplasmes sinapisés sur les membres inférieurs et mettre des compresses froides sur le front. Résultat nul, malgré le retour de l'éruption. Le 23, le pouls est à cent vingt-cinq, le sommeil plus profond, etc. Six sangsues derrière les oreilles, combinées avec les sinapismes et les compresses froides. Le sang a coulé toute la journée. Il y a, le soir, une légère amélioration; le pouls est moins fréquent, etc. Le 24, le sommeil est moins profond; l'enfant prend sa tasse pour boire; il reconnaît ses parents; sa diarrhée est arrêtée; le pouls n'est plus qu'à cent dix pulsations. Eau d'orge, diète, lait coupé. Le 25, le pouls a repris beaucoup de fréquence, le coma est continuel, la perte de connaissance complète, les yeux sont entr'ouverts, immobiles, la tête brûlante; on promène de nouveau les sinapismes sur les membres inférieurs, les compresses très-froides sont fréquemment renouvelées sur le front; mais cet état s'aggrave encore, et, le 26, nous trouvons la respiration irrégulière, fréquemment embarrassée, le blanc des yeux fortement injecté, le pouls concentré à cent trente-cinq pulsations; le coma est plus profond, la connaissance est complètement nulle, l'enfant ne répond à aucune question, la déglutition se fait mal, et néanmoins, il retire un peu ses mains quand on les pince fortement ; la *ligne méningétique* est très-prononcée. — Friction d'onguent napolitain , 4 grammes, de trois heures en trois heures. Le 27, le pouls est évidemment moins fréquent ; au reste, même état, même traitement. Le 28, le pouls n'est plus qu'à cent pulsations, la respiration est régulière et plus longue, etc. ; on ne fait plus les frictions que de cinq heures en cinq heures. Le 29 , l'enfant est encore dans la somnolence, mais ses yeux ne sont plus entr'ouverts ni injectés ; le pouls est à quatre-vingt-cinq ; la connaissance est complète. On suspend les frictions mercurielles. — Lait coupé, bouillon de veau. Le 30, au matin, le mieux se soutient, mais dans l'après-midi , la tête redevient chaude, douloureuse, le pouls plus fréquent, la somnolence se rétablit. — Deux frictions mercurielles, à cinq heures d'intervalle. Le 31 , la connaissance est parfaite , le pouls est à quatre-vingt-dix. L'enfant est triste, un peu agité ; mais la tête n'est pas brûlante, et la *tache* ou *ligne méningétique* ne se montre nulle part ; constipation depuis deux jours. — Lait coupé, bouillon, lavement émollient. Le 1er. février : la veille, au soir, la congestion cérébrale s'est manifestée de nouveau avec une fièvre plus forte que la veille ; la mère a recommencé les frictions mercurielles ; et, ce matin, tout a disparu, la connaissance est parfaite, le pouls est peu fréquent ; mais des nausées et des vomissements fatiguent de temps en temps le petit malade : la langue est jaune. — On administre quelques cuillerées d'une potion émétisée, qui provoque à la fois des évacuations par haut et par bas, et à deux heures, on donne 20 centigrammes de sulfate de quinine dans une petite tasse de café noir sucré. Le soir, redoublement nul. Le 2, quelques nausées et vomissements se manifestent encore ; on donne de l'eau très-fraîche, de la limonade gazeuze, et, dans l'après-midi, une deuxième dose de sulfate de quinine. Le 3, le jeune malade a repris toute l'énergie de son intelligence, il demande à manger avec force ; le pouls est dans l'état naturel ; on permet une légère bouillie, le matin ; une petite soupe, le soir. Le 4, même état ; on augmente encore la nourriture. Le 5, on remarque une ulcération mercurielle de plus d'un centimètre de diamètre, au centre de la joue gauche. — Chlorate de potasse, 3 grammes dans 100 grammes d'eau sucrée à prendre, la moitié en trois doses et la moitié le lendemain ; deux soupes. Le 7, l'ulcération est déjà un peu diminuée ; on la touche avec le nitrate d'argent. La digestion se fait bien ; l'appétit est très-actif ; on augmente un peu la nourriture. Le 9, l'ulcération est presque cicatrisée; l'enfant a déjà repris des forces, de la gaîté. — Tisane amère, vin de quinquina, viande, insolation.... Convalescence.

On a vu, dans ce fait, l'erreur dans laquelle nous étions tombé : nous crûmes, en effet, cette fièvre de nature métastatique; mais voyant l'inutilité de la révulsion, je questionnai de nouveau la mère et j'appris que déjà, *avant* la disparition de l'eczéma, son enfant avait déjà, *depuis plusieurs jours,* perdu sa gaîté; qu'il restait de longues heures immobile et accusant déjà de la céphalalgie, de l'inappétence, etc.

Évidemment ici, la métastase n'était pas cause; elle était simplement l'effet de la souffrance cérébrale. Cette méprise me fit perdre deux jours qui rendirent peut-être la maladie plus résistante aux premiers moyens antiphlogistiques.

Quoi qu'il en soit, il serait difficile de ne pas reconnaître, dans ce cas, la gravité de l'état de cet enfant et l'efficacité des frictions mercurielles. En effet, en quarante-huit heures, elles ont dissipé le coma, ramené la connaissance et fait tomber la fréquence du pouls de cent trente-cinq à cent pulsations par minute.

Nous avons aussi à remarquer, dans ce cas, la complication de la fièvre intermittente dont les accès, ramenant les symptômes de la congestion cérébrale, nous forcèrent à reprendre les frictions mercurielles qui, cette fois, mal tolérées, occasionnèrent, même à une faible dose, une ulcération mercurielle... Le sulfate de quinine était alors le seul remède indiqué : on y eut recours, après le deuxième accès, avec le succès ordinaire. Cette fièvre complique souvent la fin de ces maladies cérébrales : elles demandent une sérieuse attention ; nous y reviendrons dans les réflexions qui suivront la deuxième observation des fièvres cérébrales métastatiques.

Je trouve, dans mon mémoire publié dans la *Revue médicale*, un fait parfaitement analogue au précédent ; mais, pour éviter des détails inutiles, je me contenterai d'en donner une très-courte analyse ; il est à la date de décembre 1833 : il s'agit d'un enfant de neuf ans, auprès duquel je ne fus appelé que le cinquième jour. Il y avait céphalalgie violente, pouls dur et fréquent, chaleur et sécheresse de la peau, yeux fixes et brillants, délire, soubresauts dans les tendons ; une saignée de 200 grammes fut pratiquée, etc. Rien ne put entraver la marche de la maladie : les pupilles se dilataient déjà ; le pouls était à cent trente pulsations. Le septième jour, les frictions mercurielles furent commencées et con-

tinuées pendant quatre jours, 140 grammes
d'onguent avaient été employés : aussi, il y eut
une ulcération mercurielle d'un centimètre de
diamètre qui fatigua la convalescence du malade;
mais, dès le troisième jour, tous les symptômes
de la fièvre cérébrale avaient entièrement disparu.
Cette observation a été reproduite dans mon livre
imprimé en 1837 (1), où, quelques pages plus
loin, on trouve un autre fait intéressant sous le
même rapport : je le rappellerai en peu de mots :
— Le fermier du château de Biéville (février
1835), après une impression morale vive et une
course longue et rapide, fut pris de fièvre, et
bientôt d'un érysipèle qui lui couvrait la face, le
cou et la partie supérieure de la poitrine; bientôt
après, délire continuel, fièvre ardente; tous les
symptômes augmentent malgré une forte saignée
et une forte application de sangsues; le délire
devint tel que quatre hommes robustes suffisaient
à peine pour le maintenir dans son lit. On commença les frictions mercurielles à la dose de deux
gros d'abord; après la quatrième, on porta la
dose à 16 grammes; deux heures après, un sommeil calme s'établit; après la deuxième friction
de 16 grammes, le malade buvait facilement,

---

(1) *Mélanges de médecine et de chirurgie pratique.*

répondait juste aux questions ; le mieux fit de tels progrès que, le troisième jour, on réduisit la dose de la pommade à 8 grammes appliqués pour l'érysipèle et sur les points envahis seulement. Il fallut néanmoins ouvrir plusieurs foyers purulents. Il y eut 220 grammes d'onguent employés en six jours ; les glandes salivaires n'en furent nullement impressionnées ; l'érysipèle, de son côté, n'en parut pas influencé ; mais, en moins de trente-six heures, tous les symptômes de la méningite avaient disparu.

Après les publications dont je viens de parler, les faits de ce genre se sont multipliés beaucoup, et surtout depuis huit ou dix ans : on en pourrait extraire de la plupart de nos recueils médicaux périodiques. Ce qu'il y a de bien singulier, c'est que, quoique les auteurs de toutes ces observations aient fondé, disent-ils, comme moi, la pensée de cette médication sur *l'analogie de la méningite et de la péritonite*, dans laquelle elle avait eu de beaux succès ; quoiqu'ils aient indiqué les mêmes doses, le même intervalle de temps et le même lieu, *l'abdomen*, pour ces mêmes frictions, pas un ne se donne la peine de rappeler le Mémoire et les faits que j'avais publiés, plusieurs années auparavant, sur ce même sujet ; tous paraissent les avoir ignorés entièrement. Ainsi, par exemple, M. Mazade, médecin à Anduse (Gard), qui a publié, dans le même journal que moi (*Revue médicale de 1844*), *sept ans plus tard que mon premier travail,* quatre observations de fièvre cérébrale, parfaitement identiques à celles que j'ai rapportées plus haut, et qui, *comme moi,* a employé l'*onguent mercuriel double, dans la période aiguë de ces maladies ;* qui, *comme moi* encore, a choisi le ventre pour lieu de ces frictions, s'est bien gardé de citer le travail qu'il avait pourtant si complètement, si servilement copié! Quoi qu'il en soit, ses quatre observations n'en sont pas moins très-intéressantes, et le succès prompt et complet qui a couronné l'emploi de notre méthode, milite en faveur de cet héroïque traitement.

Le *Journal des connaissances médico-chirurgicales,* mai 1843, contient aussi une observation intéressante de méningite, traitée par les frictions mercurielles, faites également sur l'abdomen d'un enfant de seize mois : la maladie, attaquée un peu tard, nécessita l'emploi de 135 grammes d'onguent napolitain. Frictions faites aussi à trois heures d'intervalle : succès complet ; mais quelques accidents de salivation.

Quand la marche de la fièvre cérébrale inflammatoire a été rapide, ou bien que l'on a été appelé trop tard ; quand les émissions sanguines répétées, les réfrigérants et les révulsifs, continués trop long-temps exclusivement, n'ont pu entraver les progrès des funestes symptômes ; quand la maladie est arrivée à sa deuxième et même à sa troisième période , les frictions mercurielles , comme je l'ai dit , obtiennent encore et fréquemment de très-brillants succès. Mais , comme je l'ai dit aussi , je puiserai ici de préférence les principaux faits relatifs à ces périodes extrêmes , en dehors de mes observations ; ce sera peut-être le meilleur moyen d'augmenter la confiance que mérite si bien cette énergique et salutaire méthode. Cependant je serai sobre de ces récits et je les abrégerai autant que possible , car je sens combien doivent être fastidieuses toutes ces histoires de maladies , dans lesquelles se répètent si souvent les mêmes détails.

Le professeur Golfin , de Montpellier , dans un long travail , intitulé : *De la prééminence de la mercurialisation sur les autres médicamentations dans la thérapeutique de l'hydrocéphale aiguë, parvenue à la période d'épanchement ;* travail publié dans la *Revue médico-chirurgicale de Paris,* année 1847 , s'exprime ainsi : « Dirigé par *l'analogie* des affections contre lesquelles les frictions mercurielles ont été efficaces , *on* a été porté à

expérimenter ce genre de médicamentation. L'observation ne tarda pas à en démontrer la prééminence
sur les divers agents qui avaient composé jusque-
là les méthodes de traitement variées, invoquées
contre cette maladie. » (Ainsi, comme les autres,
ce professeur invoque *l'analogie de la péritonite
et de l'arachnoïdite*. Il indique les observations
qui ont démontré la justesse du principe ; mais
il se garde bien de citer la source de cette pensée
et le travail qui contient les premières observations !) « Nous avons eu, continue-t-il, souvent
recours à cette méthode, dans notre pratique, et
nous pouvons affirmer qu'elle est *généralement
efficace*, employée dans la période d'épanchement
ou de compression, et qu'elle est celle qui offre
le plus de succès dans la troisième période,
appelée par les auteurs période de *torpeur* ou de
résolution, etc. » — Il dit ensuite qu'il pourrait
citer, à l'appui de ce qu'il avance, un grand
nombre de faits, mais qu'il se contentera d'en
citer seulement trois, qui suffiront pour *donner
une entière conviction à ce sujet.* — Voici un
extrait du premier :

DIXIÈME OBSERVATION.

Albert Poujol, âgé de cinq ans et demi, avait,
depuis trois jours, un malaise général, de la cé-

phalalgie , des nausées et des vomituritions de
matières muqueuses..... Appelé, le 10 octobre,
au matin , nous le trouvâmes dans l'état suivant :
couleur de la face tantôt pâle , tantôt animée ;
agitation continuelle surtout des membres , céphalalgie intense, vomissements muqueux verdâtres , de la difficulté à supporter la lumière d'une
bougie ; parfois, grincement des dents , cris plain-
tifs , peau chaude et sèche , pouls fréquent et
serré , langue blanchâtre , constipation , urines
foncées et sédimenteuses. — Diagnostic : Hydrocéphale aiguë idiopathique. — Petit lait clarifié ;
eau de véau avec le sirop de tilleul ; potion anti-
émétique *de Dehaen*, dont on réduit au tiers la
teinture anodine de Sydenham ; quatre sangsues à
chaque malléole interne , cataplasmes aux pieds
avec la farine de graine de lin , le sel et le vinaigre. — Le lendemain , 11 , trois sangsues à
chaque apophyse mastoïde ; sinapismes successivement placés aux pieds , aux jambes et aux
cuisses, etc. Cette maladie fait chaque jour de
nouveaux progrès , malgré un grand nombre de
moyens qu'il est inutile de rapporter ; et , le 14 ,
voici l'état de ce petit malade : torpeur profonde ,
pouls lent et faible , facultés intellectuelles très-
affaiblies ; on ne peut faire avaler aucun liquide ;
paupières tantôt closes , tantôt ouvertes , les yeux

fixes et immobiles, les pupilles dilatées et insensibles à la lumière ; projection de la tête en arrière ; cris rares, mais aigus ; face pâle, agitée de
mouvements convulsifs fréquents ; la respiration
est lente, suspirieuse et entrecoupée ; selles involontaires, sueur froide. « Ainsi, dit l'auteur, la
formation de l'épanchement avait été rapide et
considérable. Le pronostic était désespérant ; la
mort paraissait prochaine, et nous eûmes recours,
en désespoir de cause, à la mercurialisation,
comme pouvant offrir la seule ressource en faveur
de laquelle l'expérience avait déjà parlé, même à
ce degré avancé de la maladie. » — Frictions,
toutes les quatre heures, avec 4 grammes d'onguent mercuriel double camphré. Le 15, six frictions avaient déjà été faites : on les continua, et
leur puissance thérapeutique commença, ce jour-
là même, à se manifester. Le soir, les progrès
de cette maladie étaient arrêtés. Le 10, diminution très-sensible de l'intensité des symptômes.
Les 17, 18 et 19, le mieux marche graduellement.
Le 20, il n'est plus fait que trois frictions. Le 22,
les symptômes étaient presque entièrement dissipés : deux frictions seulement. Le 23 et le 24,
une seule friction, chaque jour. Le 25, la convalescence est assurée, on supprime la pommade ;
l'enfant est mis à un régime et à une alimen-

tation tonique, et sa santé se rétablit promptement.

Ainsi, dans ce fait, l'action du mercure a dû être continuée onze jours : 184 grammes ont été employés. Aussi les glandes salivaires se sont légèrement affectées dans les derniers jours ; mais, dit l'auteur, il suffit de l'usage d'un collutoir émollient et acidulé et de la limonade pour faire disparaître cette légère irritation.

ONZIÈME OBSERVATION.

Le jeune Lemasson, âgé de cinq ans, était soigné par le D^r. Séguy. Il était au huitième jour d'une hydrocéphale aiguë, lorsque le professeur Golfin fut appelé en consultation. Il reconnut, par la fixité des yeux, la dilatation des pupilles, le coma, la lenteur du pouls, les mouvements convulsifs des lèvres, etc., que la maladie était à sa troisième période. — Considérant l'inutilité du traitement de son confrère : émollients, antiphlogistiques, révulsifs externes et internes, glace sur la tête, etc. « Pour éviter une mort imminente, dit-il, nous dûmes nous vouer à l'agent dont nous avions plusieurs fois constaté les succès, quand tous les autres avaient échoué : c'est l'onguent mercuriel double camphré. — Sur ma proposition, le malade fut soumis à la mercurialisation, telle que nous l'avions pratiquée chez le jeune *Poujol*. Trente-six heures de cette médication suffirent pour amender les symptômes de l'épanchement et de la compression exercés par la sérosité, et amenèrent une amélioration sensible. Cette méthode fut continuée sans relâche, et, sous son influence, on observa, chaque jour, une diminution si prononcée dans le nombre et l'intensité des symptômes que, le cinquième jour de ce traitement, *cette maladie fut totalement dissipée*. 18 jours de convalescence suffirent au rétablissement de l'état normal.

DOUZIÈME OBSERVATION.

Enfant de quatre ans et demi. L'hydrocéphale aiguë était au septième jour, lorsque l'auteur fut appelé en consultation. Cette maladie, dit-il, était parvenue à une époque si avancée de la troisième période, et les symptômes présentaient les signes d'un épanchement et d'une compression si considérables, que nous avions à craindre une mort prochaine : la tête était renversée en arrière, la face très-pâle, la paupière du côté gauche close, celle du côté droit à demi-ouverte ; les pupilles dilatées et immobiles ; l'assoupissement était profond, la déglutition abolie, la moitié gauche du corps paralysée, tandis que la moitié droite était

agitée par des convulsions intenses et presque
continuelles ; le pouls à peine sensible , etc.

 C'est dans cet état désespérant que nous ten-
tâmes la mercurialisation.... Quarante-huit heures
de son usage suffirent pour en reconnaître les
heureux effets. Le pouls se releva , la face s'ani-
ma ; une transpiration abondante survint ; la
paralysie et les convulsions se dissipèrent par
degrés ; l'assoupissement cessa ; les facultés intellectuelles se rétablirent peu à peu ; la déglutition reparut : le malade put se nourrir et prendre
une potion tonique et antispasmodique ; les paupières s'ouvrirent , et la dilatation et l'immobilité
des pupilles disparurent... Les doses de l'onguent
furent progressivement diminuées ; l'intervalle
entre les frictions plus long : tous les symptômes
ayant disparu , le septième jour de ce traitement,
elles furent supprimées ; et, dans l'espace de
quinze jours, le malade fut rendu à sa santé ordinaire.

 Ce dernier fait est tellement semblable à celui
que j'ai observé, il y a quelques années, avec
M. le Dr. Martin , que les détails dans lesquels je
viens d'entrer me dispenseront de rapporter complètement cette observation. Mais elle est tellement remarquable , et sous le rapport de sa gravité plus grande , et sous celui de sa cure plus

rapide encore, qu'il ne m'est pas possible de la passer entièrement sous silence.

TREIZIÈME OBSERVATION.

Je fus appelé, en mars 1845, pour voir la petite-fille d'un ouvrier de M. Reverdy (Venelle-aux-Chevaux). Cette enfant, âgée de cinq ans, d'un tempérament sanguin, d'une forte constitution, était arrivée au quatorzième jour d'une fièvre cérébrale inflammatoire : je la trouvai absolument dans le même état où était le petit malade de la onzième observation, avant l'emploi du mercure; il y avait cette circonstance aggravante que cette position avait duré beaucoup plus long-temps : ainsi, depuis trois jours déjà, le coma était profond, la déglutition impossible; les yeux à moitié entr'ouverts étaient immobiles et convulsés tellement en haut et à gauche, qu'il était impossible d'apercevoir les pupilles ; les deux membres du côté droit étaient entièrement privés de sensibilité et de mouvement, ceux du côté gauche étaient continuellement agités de faibles mouvements convulsifs; la maigreur était considérable, etc. Des sangsues avaient été appliquées plusieurs fois, et les révulsifs avaient été employés avec une telle énergie, que les deux pieds étaient presque entièrement dépouillés de

leur épiderme et présentaient, en plusieurs points,
des ulcérations profondes. M. le D^r. Martin étant
arrivé, me dit : « Faites tout ce que vous voudrez,
c'est une enfant morte. » Les frictions mercurielles
furent commencées immédiatement, à la dose de
8 grammes, de deux heures en deux heures. Le
soir, après la cinquième, on remarqua que les
yeux étaient évidemment moins tournés à gauche
et les convulsions moins fortes (1). On continua
les frictions toute la nuit, et, le deuxième jour,
au matin, nous constatâmes avec joie et surprise
que les yeux étaient complètement redressés ; que
les mouvements convulsifs n'existaient plus ; que
la main droite, pincée fortement, avait été un peu
retirée évidemment par un mouvement volontaire ;
enfin que quelques gouttes d'eau, versées dans la
bouche, avaient provoqué un léger acte de déglutition. — Même traitement, toute la journée et la
nuit suivante. Le troisième jour, je rencontrai
M. le D^r. Martin dans la rue ; il vint à moi, et
me dit, avec un air de joie et de grand étonnement : « Vous ne savez pas : je viens de voir notre
enfant, elle est ressuscitée ! » En effet, je trouvai
cette petite fille ayant recouvré toute sa con-

_____

(1) Un vésicatoire sur la tête rasée avait été aussi prescrit et appliqué. J'ai négligé d'en faire mention, parce qu'il n'avait pris sur
aucun point et que, par conséquent, son effet fut nul sur la guérison.

naissance ; la sensibilité et le mouvement étaient libres et faciles des deux côtés ; elle buvait très-facilement, et nous en profitâmes pour lui faire avaler du bouillon de veau et du lait coupé. On suspendit immédiatement les frictions. La convalescence était commencée, et la santé, en effet, se rétablit très-promptement. Les glandes salivaires ne furent nullement affectées. J'ai revu cette jeune fille, il y a huit jours ; elle est d'une belle et forte constitution ; ses joues sont vermeilles ; tout annonce une santé excellente (1). De tels faits n'ont pas besoin de commentaires : ils démontrent, jusqu'à la dernière évidence, la grande efficacité des frictions mercurielles, dans ces graves affections, et combien il serait malheureux de désespérer entièrement, même dans leur dernière période...

Que dirons-nous alors de ceux qui abandonnent à la nature la marche funeste de cette ma-

(1) Je dois dire ici, pour ceux auxquels de si fortes doses de mercure pourraient inspirer des craintes pour l'avenir de ces enfants, que j'ai pu suivre et voir souvent un certain nombre de jeunes gens dont la guérison, par cette méthode, date déjà de près de vingt ans, et que pas un seul n'a présenté la moindre altération, ni dans son intelligence, ni dans sa constitution physique, que l'on pût rapporter à ce traitement. Je puis citer, entr'autres, deux jeunes personnes de mon voisinage, qui ont dépassé, sans le moindre orage, l'âge de la puberté, et qui continuent d'offrir les apparences de la plus belle et de la plus forte santé.

ladie, encore à sa première période ? — Voici un
fait qui prouve à quel degré de découragement en
sont arrivés, à cet égard, des médecins distingués de la capitale. Cette observation m'avait été
envoyée par mon fils, pour être lue à l'une des
séances de l'Association médicale du Calvados ;
c'est elle qui m'a donné la pensée de tout ce long
travail. Elle pourra servir de transition de la première espèce de ces fièvres à la deuxième. Ici,
en effet, nous remarquerons déjà des prodromes
de quinze jours, puis une marche moins rapide,
moins franche et moins violente des symptômes
que dans tous les autres faits précédents. Enfin,
la tuberculisation pulmonaire, découverte à l'autopsie, devrait faire incliner, à ce sujet, vers la
prédisposition particulière que nous avons assi-
gnée à cette deuxième espèce.

QUATORZIÈME OBSERVATION.

A la visite du 4 avril 1850, au service de M.
Trousseau, nous trouvâmes, au n°. 11 de la salle
Ste.-Catherine, Amélie Beaufils, âgée de cinq ans
et demi. Elle avait l'apparence d'une belle constitution : quinze jours avant de tomber malade, elle
est devenue triste, abattue. Le 31 mars, elle eut
des vomissements, puis elle s'assoupit, et ses
dents grincèrent : tels sont les détails donnés par

sa mère. La petite malade est entrée à l'hôpital,
le 3 avril ; dans la soirée de ce jour, elle eut une
convulsion. La nuit fut agitée, et le sommeil fréquemment interrompu par des cris *sans larmes*.
À la visite du matin, 4 avril, on observa un *strabisme* convergent à droite. La vue est conservée ;
l'enfant grogne, s'agite, pousse de petits cris ;
quand on presse ses membres, elle paraît souffrir ;
respiration régulière, pas de vomissements, pas
de diarrhée, pas de toux ; elle ne demande ni à
boire ni à manger ; pas de chaleur fébrile : quatre-
vingts pulsations. — La *tache méningétique* se prononce et persiste assez fortement sur le ventre et
sur les cuisses. (C'est à l'Hôpital-des-Enfants
que, pour la première fois, on m'a fait remarquer
ce symptôme produit par la grande tendance de la
peau à se congestionner sous le moindre contact.
On le fait très-facilement apparaître dans les
fièvres cérébrales, en passant légèrement l'ongle
sur différents points du corps. Pour mieux le reconnaître, M. Trousseau fait des lignes qui se croisent,
et, au bout de quelques instants, ces sortes de
dessins paraissent, avec une rougeur très-marquée.
Cette *tache* apparaît aussi dans la fièvre typhoïde,
mais elle est beaucoup moins prononcée) (1). L'en-

(1) J'ajoute qu'elle m'a paru beaucoup plus vive dans la fièvre cérébrale
inflammatoire, que dans la fièvre cérébrale *subinflammatoire*.   A. L.

fant tire la langue, quand on le lui commande ;
elle se présente humide et naturelle. Interrogée,
la malade ne répond pas aux questions qu'on lui
adresse, et paraît fort indifférente. — Pas de
traitement. Le 5 avril, quand on presse les
membres de l'enfant, elle semble souffrir; pas de
chaleur fébrile de la peau, tache méningétique
assez prononcée; soixante-seize pulsations régulières; *decubitus neglectus;* indifférence, apathie; respiration égale non suspirieuse. — Traitement nul. — Le 6, pupilles très-notablement
dilatées, *tache méningétique* se prononçant bien
sur les jambes et sur les cuisses. L'enfant était
restée endormie tout le jour précédent et toute la
nuit, se réveillant seulement de temps en temps
pour pousser un cri. Ce matin, elle est couchée
sur le côté gauche; elle crie et s'impatiente quand
on veut la coucher sur le dos, puis retombe dans
l'assoupissement quand on cesse de l'importuner;
le strabisme est un peu moindre; pouls plus rare
que la veille (soixante-quatre pulsations); respiration parfois inégale; le ventre creusé en bateau;
pas de chaleur fébrile, pas de convulsions (nous
sommes dans la période apyrétique); elle urine
sous elle. Si on lui demande de montrer sa langue,
elle s'impatiente ou répond par un cri de refus,
puis se rendort. Elle ne demande ni à boire ni à

manger ; cependant, si on lui propose de manger, elle ouvre la bouche ; elle boit aussi volontiers. Le 8, le pouls, un peu irrégulier, a repris de la fréquence (quatre-vingt-seize pulsations), respiration lente, régulière, suspirieuse ; tache méningétique très-prononcée au ventre, aux cuisses et au visage. La petite malade est pelotonnée sur le côté gauche, mais sa tête est fortement rejetée en arrière ; roideur du tronc, regard languissant, pupilles dilatées, mouvements oscillatoires ; l'enfant tousse quelquefois, ce que nous n'avions pas encore remarqué ; mouvement conservé ; sensibilité de la peau exagérée ; le *cri hydrincéphalique* se fait remarquer plus fréquemment, depuis la veille. Le 9, toujours la même apparence de quiétude, pas d'amaigrissement ; sur les cuisses, la tache méningétique est diffuse, mais très-nette et très-marquée sur le ventre. Pouls extrêmement petit et fréquent (cent vingt-huit pulsations) ; pas de chaleur fébrile, peau toujours très-sensible, yeux chassieux, conjonctives injectées, pupilles médiocrement dilatées. Le 10, toujours même position, même *decubitus* ; toujours les mêmes cris ; ventre creusé en bateau ; tache méningétique très-prononcée ; la respiration devient irrégulière, le pouls inégal, moins fréquent (cent pulsations) ; nuls spasmes, nulles convulsions ;

strabisme léger, dilatation des pupilles comme la veille ; les yeux sont chassieux et injectés, surtout le droit ; la respiration est irrégulière, et quelquefois semble suspendue. — Ce symptôme et l'injection des conjonctives sont très-graves. — Selles involontaires, sans diarrhée. Toujours nul traitement. Le 11, l'enfant a éprouvé, à trois heures du matin, des convulsions qui ont duré jusqu'à cinq heures ; et, depuis ce moment, elle est plongée dans la stupeur et le râle de l'agonie : pouls très-petit, fréquent, régulier ; respiration régulière aussi, mais très-gênée, fréquente ; yeux chassieux et agités de mouvements oscillatoires ; convulsions des bras, tache méningétique très-prononcée au ventre, très-peu au front. Le 12, l'enfant est morte, à trois heures du matin. — Le 13, *autopsie*. Le crâne enlevé, on croit voir quelques granulations sur les méninges, à l'endroit des glandes de *Pacchioni*, mais on reconnaît que ce n'en était pas. Liquide à la base du crâne : ce liquide, mis dans une cuiller et chauffé jusqu'à l'ébullition, ne coagule pas (il ne contient pas d'albumine) ; adhérence des scissures de *Sylvius* ; épaississement inflammatoire des membranes ; pas de granulations ; ramollissement du corps calleux ; grande adhérence des membranes à la substance grise ; à la partie antérieure des lobes, cette substance est ramollie ; le *septum lucidum*, et la voûte à trois piliers, ainsi que le centre ovale de *Vieussens* sont en bouillie, ce que l'on constate en faisant tomber dessus un filet d'eau. Membrane des ventricules très-épaissie à la grande fente de Bichat surtout ; cervelet sain.

L'examen du reste du corps a fait constater l'état sain de tous les organes, excepté les poumons qui présentaient quelques points de pneumonie lobulaire, ce qui avait fait tousser l'enfant ; et, au sommet du poumon droit, un tubercule en état de résorption partielle.

Léon Liégard.

Si l'on compare cette observation avec celles qui l'ont précédée immédiatement, on déplorera profondément l'incurie systématique qui a conduit, et doit, dans presque tous les cas analogues, conduire tous les enfants à une mort certaine. Mais, dira-t-on peut-être : Comment voulez-vous remédier à de telles lésions organiques ? Quel traitement pourrait triompher de ces vastes adhérences des membranes et de ces profonds ramollissements ? En fait, nous n'en savons rien, car nous ne pouvons vous montrer le cerveau et les méninges des enfants que nous avons guéris ; mais si les symptômes sont la représentation, bien souvent fidèle, des lésions pathologiques, nous pouvons dire *a priori* et *a fortiori :* dans les observations dix, onze, douze et treize, ces lésions étaient encore plus graves que dans la quatorzième, puisque les symptômes étaient dans les premières beaucoup plus violents et plus effrayants que dans la dernière. Et puis, vous dirons-nous encore, attaquez le mal dans son principe, et toutes ces lésions qui vous épouvantent et vous désespèrent seront arrêtées dans leur marche désorganisatrice, et vous verrez aussi, bien souvent, vos efforts couronnés du plus heureux succès : *Principiis obsta...* — Oui, nous ne saurions le dire avec trop de force et d'énergie, nous déplorons cette *nullité* de traitement, admise en principe dans tous les cas de *fièvre cérébrale,* d'autant plus que cet exemple est exposé comme précepte et règle de conduite, sous les yeux d'un grand nombre d'élèves, qui iront peut-être porter au loin et propager euxmêmes cette funeste incurie, ce pernicieux désespoir, dans une maladie contre laquelle, comme nous l'avons démontré, notre science est armée de remèdes si puissants et si souvent victorieux.

DEUXIÈME CATÉGORIE.

FIÈVRES CÉRÉBRALES LYMPHATIQUES OU SUBINFLAMMATOIRES.

Les observations de ce deuxième genre présentent, en général, les symptômes que nous avons indiqués dans les prolégomènes ; elles sont très-nombreuses dans les auteurs ; nous leur en emprunterons deux seulement, et encore les abrégerons-nous autant que possible, nous étendant particulièrement sur les détails de l'autopsie, motif principal de notre citation. L'une est extraite de la *Revue médicale*, 1824, Mémoire du Dr. Martinet ; l'autre, du *Journal de médecine chirurg.*, XIVe. année.

PREMIÈRE OBSERVATION.

Le jeune Boulard, âgé de dix-neuf ans, après un dévoiement et une céphalalgie de quatre jours, éprouva une fièvre quotidienne, pendant onze jours : la céphalalgie ne cessait pas, même dans l'apyrexie. Du dix-neuvième au vingt-troisième jour, tendance au sommeil, lenteur morale, agitation, délire. Le vingt-quatrième, fonctions intellectuelles plus inactives, réponses presque nulles, lors même que les yeux sont ouverts. Le vingt-cinquième, strabisme double, intelligence obtuse, tête portée en arrière, yeux couverts de mucosités. Le vingt-sixième, pupilles peu sensibles à la lumière, la droite un peu plus dilatée que la gauche ; strabisme convergent de l'œil droit, tête renversée en arrière. Le vingt-huitième, pupilles plus dilatées, mais également ; roideur du corps ; réponses lentes, mais justes. Le vingt-neuvième, cessation du strabisme, diminution de l'assoupissement, sensibilité générale moins émoussée. Mort, le trentième. Autopsie.

A la surface des circonvolutions, en haut et en arrière, rougeur avec plaques diffuses, espèce d'ecchymose de la pie-mère, injection des portions qui pénètrent dans les anfractuosités ; arachnoïde mince et transparente. A la surface interne des hémisphères, entre l'arachnoïde et la pie-mère, petites granulations nombreuses ; opacité, épaississement de l'arachnoïde de la base du cerveau ; infiltration dans les aréoles de la pie-mère, d'une sérosité gélatineuse ; dans les ventricules latéraux, trois cuillerées d'une sérosité rougeâtre, transparente et sans flocons. Corps calleux, ramolli ; voûte à trois piliers réduite en une sorte de bouillie diffluente ; voûte du ventricule droit ramollie : nulle injection dans la substance blanche de toutes ces parties ; couches optiques et corps striés sains, etc.

On a dû être frappé des points d'analogie de ce fait avec la quatorzième observation : plusieurs symptômes ont été les mêmes : dilatation des pupilles ; strabisme convergent considérable , disparaissant également la veille de la mort ; puis, enfin, dans l'autopsie, le corps calleux, pareillement ramolli , et la voûte à trois piliers réduite en bouillie, dans l'un et l'autre cas. Ces deux lésions se retrouvent souvent chez les malades long-temps et fortement strabiques. — Ce fait rentre dans la classe des *méningites tuberculeuses*.

DEUXIÈME OBSERVATION.

Un enfant de quatorze ans, d'une santé délicate, portant tous les caractères d'une constitution scrofuleuse, parlait lentement, et les jeux de son âge lui répugnaient. A treize ans, il eut une douleur au genou gauche, avec gonflement. A quatorze ans, après avoir éprouvé, pendant deux mois, des douleurs de tête fortes et persistantes, il fut pris tout-à-coup , sans causes connues, de convulsions auxquelles succéda un état comateux. — Sangsues, vésicatoires. Pas d'amélioration. La mort arriva huit jours après les premières convulsions.

Autopsie : cerveau volumineux, circonvolutions aplaties , vaisseaux fortement injectés ; sérosité abondante dans les ventricules latéraux, à la base du crâne et dans la cavité vertébrale. Derrière la partie supérieure de la moelle allongée , on trouva un corps graisseux rougeâtre , du volume d'une noix, contenu dans un kyste mince... Il y en avait un semblable, mais moins volumineux, au milieu de la substance du lobe gauche du cervelet. Engorgement des glandes du mésentère , plaques ulcéreuses sur la membrane muqueuse des intestins.

En examinant attentivement ces deux faits, on reconnaît tout de suite, à la marche lente et insidieuse de la maladie, la troisième espèce de ces fièvres ; on y voit aussi pourquoi le pronostic est, en général, plus grave que dans la première. Dans cette deuxième, en effet, on observe presque toujours, ou bien une affection tuberculeuse, ou bien une lésion organique déjà ancienne : ainsi, dans la première observation, le sujet était prédisposé à ce mode de maladie cérébrale par une tuberculisation constitutionnelle ; et, dans la seconde, les deux tumeurs développées déjà depuis bien long-temps dans l'encéphale, faisaient l'office de l'épine de *Vanhelmond*, et préparaient ainsi les organes aux congestions et aux inflammations,

que le tempérament scrofuleux du jeune malade
empêchait de revêtir la première forme de ces
fièvres.

TROISIÈME OBSERVATION.

Une petite fille de dix mois, d'un tempérament
lymphatique, d'une constitution délicate, quoique
se portant habituellement bien, était allaitée par
sa mère (rue St.-Jean, 202). — Au commencement du mois d'octobre 1850, elle perdit peu à
peu l'appétit, éprouva des vomissements qui
devinrent de plus en plus fréquents ; elle s'agita,
cria fréquemment et finit par refuser le sein.
Vers le cinquième jour, elle éprouva quelques
légères convulsions, et tomba dans un sommeil
profond. Le huitième jour, la mère, alarmée,
m'envoya chercher, et, malgré les cataplasmes
sinapisés aux pieds et les compresses froides sur
le front, employés pendant plusieurs heures, le
coma et les agitations convulsives des bras n'en
persistèrent pas moins ; le pouls était très-petit et
fréquent ; les pupilles dilatées et insensibles à la
lumière. L'invasion lente et insidieuse, l'époque
très-avancée de cette maladie, la débilité du
sujet m'empêchèrent de recourir aux évacuations
sanguines ; je ne crus pas même devoir employer

l'onguent mercuriel , qui demande ordinairement un temps plus ou moins long pour manifester son action. Je fis pratiquer immédiatement sur toute la tête, des frictions , d'abord de deux heures en deux heures , puis à un intervalle de trois heures, avec une pommade composée d'une partie de tartre stibié et de deux parties de cérat. Après la troisième friction , l'éruption commençait à paraître assez généralement , et, en même temps, le coma devenait moins profond. Le lendemain (neuvième jour), les pustules étaient très-nombreuses , déjà bien développées ; les convulsions n'existaient plus; l'enfant avait commencé à reprendre le sein ; le regard avait de l'expression ; les pupilles étaient presque naturelles. Une seule friction dans la journée. Le dixième jour, convalescence.

Nous avons déjà indiqué plus haut cette puissante médication ; mais comme nous aurons plusieurs fois occasion d'en parler encore ; comme elle est, dans bien des cas extrêmement graves, véritablement héroïque , nous croyons devoir entrer à cet égard dans quelques détails indispensables. Le D^r. Hahn , d'Aix-la-Chapelle , est, je crois, le premier qui ait employé les frictions stibiées dans la fièvre cérébrale. Dans un travail publié , par le *Bulletin de thérapeutique* (année 1849) , il cite douze cas de méningites

tuberculeuses qu'il a guéries par ce moyen (1).
Voici comment il emploie la pommade d'Autheu-
ricth : après avoir fait raser *le sommet de la tête*,
il l'y fait étendre et frictionner, pendant dix
minutes, de deux heures en deux heures, et la
fait recouvrir chaque fois d'un linge graissé de
cette même pommade « par ce moyen, dit l'auteur, cette partie du cuir chevelu se recouvre
de pustules, se gonfle, s'enflamme dans toute
l'étendue du derme ; l'inflammation pénètre même,
çà et là, plus profondément, et jusqu'aux os du
crâne, sur lesquels se forment des taches d'un
rouge prononcé. Les pustules forment quelquefois
des ulcères profonds, qui déterminent une suppuration abondante... Ces ulcères se cicatrisent
très-lentement, quelquefois seulement au bout
d'une année ; ce qui arrive surtout quand quelques
portions du derme enflammé se gangrènent et
sont expulsées par la suppuration. Après la cicatrisation, ces parties restent entièrement chauves
et offrent des cicatrices plus ou moins inégales.

(1) Il a pu trouver l'idée de ces frictions dans les guérisons, obtenues
par Nirman, de plusieurs congestions cérébrales graves et d'hydrocéphalies, par l'application, sur la tête, d'un emplâtre de poix de
Bourgogne, saupoudré de 6 grammes de tartre émétique. (Ces
faits sont rapportés dans une thèse latine du D^r. de l'Espinasse ;
Utrecht, 1824.)

J'avoue qu'il y a une apparence de cruauté à employer un remède qui prépare de telles souf- frances au malade et qui le mutile en quelque sorte ; mais la vie du malade dépend de l'emploi énergique de la pommade stibiée, etc. (1)... *In extremis morbis extrema remedia.* » Cette réponse est certainement bien forte ; mais l'objection que s'est posée l'auteur lui-même, n'en est pas moins capable de faire une vive impression... C'est pour la détruire ou au moins l'atténuer en grande partie, que j'ai fait, comme on a pu le remar- quer dans l'observation précédente, subir à ce procédé de très-notables modifications. J'ai pensé qu'en agissant sur une plus large surface, et avec une pommade plus active, je pourrais obtenir un effet beaucoup plus puissant et plus rapide, et que, par conséquent, je pourrais suspendre les frictions beaucoup plus promptement, et éviter ainsi ces désorganisations profondes, qui font de ce remède un procédé vraiment effrayant et cruel : ce que j'avais prévu est arrivé, dans tous les cas où j'y ai eu recours. Ainsi, au lieu d'employer ce médi- cament seulement sur le *sinciput*, je fais raser toute la tête, et je la fais frictionner et recouvrir

(1) Ce procédé rappelle aussi la méthode de Valentin, qui appli- quait, dans ces cas, le moxa sur le sinciput.

avec une pommade contenant une partie de tartre stibié sur deux d'axonge ; tandis que celle qu'emploie le D^r. Hahn (formule du *Codex*) contient une partie de ce médicament sur trois de cérat. Je surveille avec soin la surface frictionnée avant chaque pansement ; je fais appliquer les nouvelles couches de pommade, plus particulièrement sur les points où ne se développent pas encore les pustules, et je les fais suspendre aussitôt que la maladie commence à décroître : il ne faut pas oublier, en effet, que l'action du tartre stibié se continue encore, d'une manière fort vive, quinze à vingt heures après qu'on a cessé d'en faire usage. Par ces précautions, la fièvre cérébrale est souvent enrayée en quelques heures ; les cicatrices sont superficielles et les cheveux repoussent partout, même sur les points où les pustules ont été le plus confluentes et le plus profondes (1).

QUATRIÈME OBSERVATION.

Le fils de M. Le Page, âgé de cinq ans, lym-

____

(1) Lorsque j'ai recueilli les observations qui font la base de ce travail, je n'avais pas encore songé à associer l'action du mercure à celle de l'émétique dans la pommade même ; voici la formule que l'on pourrait adopter, et quoique cette idée ne soit encore qu'une théorie, je crois devoir la recommander fortement en pareil cas : onguent napolitain, 20 grammes ; tartre stibié, 10 grammes.

phatique, blond, de faible constitution, dont la mère est morte phthisique, fut pris, au milieu du mois de mai 1850, à Balleroy, d'une angine membraneuse grave, qui se compliqua, au rapport de ses parents, pendant plusieurs jours, d'un sommeil accablant et presque continuel. L'isthme du gosier fut cautérisé plusieurs fois, et cette angine ne fut guérie que le onzième ou douzième jour. Cependant les forces de l'enfant ne se rétablissaient pas ; son esprit, ordinairement assez vif, perdait son énergie ; l'exercice devenait de plus en plus pénible et répugnant... On conseilla des bains de Barèges, un régime fortifiant, le vin de quinquina, etc. ; tout cela sans aucun résultat avantageux. Au 20 juin, à son retour de Balleroy, cet enfant me fut présenté, et je fus frappé du changement qui s'était opéré en lui : la répugnance et la difficulté de l'exercice étaient encore augmentées ; la démarche était chancelante ; la tête inclinée en avant, et la bouche béante lui donnaient un air d'hébétude très-prononcée ; le pouls était faible, légèrement fréquent ; du reste, rien de remarquable ; le régime fortifiant fut continué, on y joignit quelques pastilles au lactate de fer... Nulle amélioration ; au contraire. Quelques jours après, la belle-mère de ce petit malade, alarmée de son état, le fit apporter de Mondeville à Caen ; et, le mercredi 26 juin, MM. de La Vauterie et Vastel se réunirent à moi pour l'examiner... Outre cette démarche vacillante, cette tête projetée en avant et inclinée à gauche, cette bouche entr'ouverte, nous remarquâmes tout d'abord un strabisme convergent très-prononcé et une dilatation très-grande des pupilles. Il nous parut évident qu'il s'était fait un épanchement de sérosité déjà très-considérable : le pronostic, porté par ces Messieurs, fut extrêmement grave ; et ils ne balancèrent pas à accepter la proposition que je fis de faire immédiatement raser la tête et d'y pratiquer, de quatre heures en quatre heures, des frictions avec la pommade *stibiée au tiers* ; on convint d'employer aussi à l'intérieur quelques centigrammes de calomel ; diète complète, etc. Le lendemain matin (les pansements avaient été continués régulièrement toute la nuit), tout le cuir chevelu était couvert de larges pustules ; elles étaient tellement confluentes à la partie antérieure et supérieure des deux pariétaux, que je crus devoir, tout en les faisant continuer partout ailleurs, les faire immédiatement suspendre sur ces points, d'autant plus que déjà les pupilles étaient beaucoup moins dilatées et le strabisme presque nul. Il y avait eu trois évacuations par bas, aucune apparence de salivation. On continue le calomel à la dose de 10 centigrammes, quatre fois par jour. Le 28, l'éruption est générale, mais moins prononcée à la région occipitale, sur laquelle on recommande de pratiquer plus particulièrement les frictions, qui sont continuées comme les jours précédents, ainsi que le calomel, mais seulement à la dose de deux paquets, dans la journée; au reste, le strabisme a disparu, et les pupilles sont presque à l'état naturel. L'enfant souffre et se plaint beaucoup de ses pustules, mais il s'amuse à regarder des gravures; l'intelligence reprend manifestement de l'activité. Le 29., le mieux a fait encore de grands progrès, l'action du calomel a été nulle, la veille; les pustules sont partout larges, et confluentes en beaucoup d'endroits. On suspend l'un et l'autre remède. Le 30, il y eut une nouvelle conférence médicale, dans laquelle nos deux honorables confrères constatèrent avec bonheur la *disparition complète de tout symptôme hydrincéphalique*. L'enfant qui, depuis deux jours, avait repris quelques légers potages, fut remis à son régime fortifiant: il fut soumis à peu près au traitement du D[r]. Rilliet, dont j'ai parlé plus haut. Le 4 juillet, la marche était bien assurée, le mieux se soutenait généralement. L'enfant partit pour le bord de la mer, où l'air marin et les bains ont puissamment contribué à ramener les forces si profondément épuisées chez cette nature si débile et si frêle. Aujourd'hui, fin de février, la santé est bonne ; les cheveux sont bien revenus et recouvrent toute la tête, comme avant cette effrayante maladie.

Ainsi, voilà une hydrocéphalie qui marchait graduellement, depuis plus d'un mois, et qui était arrivée à un degré de gravité tel que deux médecins savants et expérimentés pensaient qu'elle devait conduire, en peu de jours, le jeune malade à une mort certaine ; la voilà, dis-je, enrayée en quelques heures et complètement dissipée, en trois jours, par l'action toute-puissante de cette médication révulsive ; car je ne pense pas qu'on puisse attribuer cette cure aux quelques paquets de calomel, dont l'action fut nulle sur les glandes salivaires et très-peu marquée sur le canal intestinal : on a vu, en effet, ce dernier médicament donné généralement sans succès dans des cas analogues ; et, d'autre part, nous avons vu plusieurs fois, au contraire, les frictions stibiées administrées exclusivement et procurer le même résultat avantageux ; la troisième observation nous en a offert un exemple, nous en verrons un autre très-remarquable dans la suivante. Mais, de même que le fait qui termine nos observations sur les fièvres cérébrales inflammatoires nous a servi, pour ainsi dire, de transition pour arriver à celles du deuxième genre, parce qu'il tenait un peu des caractères de l'un et de l'autre, de même le suivant, participant aussi de celui-ci et du troisième, nous fera passer de l'un à l'autre d'une manière insensible. En effet, nous verrons, par le résultat du traitement, une indication manifeste du besoin de la *métastase*, ou, du moins, d'une crise énergique à l'extérieur par une éruption puissante. Nous verrons aussi qu'à la récidive de cette maladie, un an après, une éruption, provoquée par l'effet même de la nature, a amené une guérison plus facile et plus prompte encore.

CINQUIÈME OBSERVATION.

Le petit Dubuisson (rue des Carmes), âgé de huit ans, d'une assez bonne constitution et fort intelligent, perdit peu à peu sa vivacité et sa gaîté, dans le mois d'octobre 1849 : la tête était pesante, douloureuse ; le sommeil très-agité. Dans le mois de novembre, la céphalalgie devint de plus en plus violente ; l'enfant répugnait aux moindres mouvements : il restait constamment couché sur le ventre ou sur les genoux et les coudes, le front fortement enfoncé dans l'oreiller ; ne quittant cette position que pour prendre rapidement un peu de nourriture, et se replacer aussitôt dans la même situation. Cependant le pouls était peu fréquent, les pupilles peu dilatées, la tête médiocrement chaude ; mais le sommeil était presque nul et très-agité, et les plaintes, déterminées par la douleur de tête, presque continuelles. Vers le milieu de ce mois, malgré l'application des sangsues, des cataplasmes sinapisés aux pieds et aux jambes, le calomel donné à doses assez fortes, et enfin un large vésicatoire à la nuque, etc., le jeune malade était dans une position plus grave encore ; et, placé sur les pieds, il pouvait à peine se soutenir. Au commencement de décembre, le mal avait fait de nouveaux progrès : les douleurs de tête étaient continuelles et excessives, sa maigreur très-grande, et, lorsqu'on essayait de le dresser sur ses pieds, il s'affaissait sur lui-même comme s'il y eût eu paraplégie complète ; néanmoins, il n'y avait pas *anesthésie*, et quelques légers mouvements volontaires étaient encore possibles, dans le lit. Ce fut alors que je fis raser la tête et que l'on commença les frictions de la pommade *stibiée au tiers*, quatre fois par jour. Elles furent continuées ainsi pendant quatre jours. Les pustules étaient alors générales, larges,

profondes et confluentes en un grand nombre de
points... Dès le deuxième jour, la céphalalgie
était moins forte, les jambes plus sensibles et
plus mobiles. La suppuration des pustules fut
assez abondante pendant quelques jours ; mais
bientôt elles se recouvrirent de croûtes épaisses,
analogues à celles de la teigne faveuse, moins le
godet caractéristique. Elles restèrent ainsi pendant quinze jours, puis tombèrent et laissèrent
paraître des cicatrices à peine déprimées, qui ne
tardèrent pas à se recouvrir de cheveux. Cependant la céphalalgie avait disparu complètement ;
la force revint dans les membres inférieurs, qui
donnèrent promptement au corps un point d'appui
solide, et permirent bientôt quelques pas, puis
une promenade de plus en plus longue. Au mois
de janvier suivant, l'enfant avait repris, avec son
intelligence ordinaire, toutes ses études qu'il
avait suivies antérieurement avec beaucoup de
succès.

L'un de nos honorables collègues, M. le docteur Roulland, qui avait vu cet enfant dans le
cours de sa longue maladie, la regardait comme
se rattachant aux méningo-encéphalites tuberculeuses : c'était aussi ma manière de voir, et, par
cela même, j'ai dû la placer dans cette deuxième
catégorie ; mais, par cela aussi, nous devions

redouter une récidive, parce que les tubercules préexistants sont comme un germe funeste de fluxions, plus ou moins inflammatoires et successives dans l'organe où ils siégent. L'événement justifia nos prévisions. Pendant une année entière, la santé du jeune Dubuisson fut excellente ; mais, au mois de décembre suivant, la céphalalgie se déclara assez brusquement, mais avec moins de violence que la première fois, et bientôt les jambes lui refusèrent leur appui. Cependant la paraplégie était encore moins complète que l'année précédente : la sensibilité et les mouvements des membres inférieurs étaient un peu mieux conservés ; mais, lorsqu'on voulait le poser sur les pieds, il s'affaissait également sur lui-même, et ses membres étaient agités de violents mouvements *choréiques*. M. Roulland, qui vit alors avec moi le malade, fit promener sur toute la colonne vertébrale, une série de larges vésicatoires ; il employa la strychnine à dose graduellement plus forte, jusqu'à provoquer des contractions convulsives telles qu'on fut obligé de suspendre ce médicament ; le tout, sans amélioration sensible. Enfin, on avait cessé tout traitement depuis huit jours, et nous avions décidé de le soumettre de nouveau à l'action des frictions stibiées, lorsque ses parents s'avisèrent de lui faire prendre plusieurs bains simples très-chauds. A la fin du premier, sa face était très-animée, et, dans la journée, elle se couvrit d'une multitude de petits boutons très-rouges, très-abondants et saillants particulièrement sur les joues. L'enfant put dès-lors se tenir debout ; cette éruption augmenta encore après le deuxième bain : dès-lors, la marche devint facile, et la force et la santé se sont très-promptement rétablies. Quant à l'éruption, elle a diminué insensiblement et a disparu, vers le quinzième jour, sans suintement ni desquamation.

Nous avons dit et expliqué, plus haut, que cette dernière observation était pour nous une sorte de transition des fièvres *cérébrales subinflammatoires* aux fièvres *cérébrales métastatiques*, parce qu'elle tenait des caractères des unes et des autres : il ne suffit pas toujours, en effet, pour qu'une maladie mérite ce nom, qu'une éruption ou une sécrétion se soit préalablement supprimée : lorsque l'économie, sous l'influence du besoin d'une de ces crises bienfaisantes, est en travail pour opérer une de ces salutaires dépurations, si la fièvre cérébrale se déclare, par une sorte d'erreur de la nature, un effort mal dirigé qui a déterminé une irritation et une congestion cérébrale, à la place d'une éruption ou d'une sécrétion cutanées critiques ; dans ce cas encore, la maladie est de *nature métastatique* ; mais alors, comme on le conçoit, le traitement est plus difficile à instituer, parce que la cause est plus obscure, et parce que le lieu *nécessaire* de la *métastase*, le *quo vergit natura*, est inconnu. Dans ces cas embarrassants, la révulsion par le tartre stibié, sur le cuir chevelu, a une grande chance de succès, et par son énergie et aussi parce que, dans l'enfance, la tête est le lieu de prédilection où s'opèrent le plus ordinairement les crises et les dépurations puissantes et salutaires, comme le démontrent les gourmes et les teignes, sous l'influence desquelles la santé se rétablit et se maintient bien souvent inaltérable jusqu'à la puberté. Mais je désire que l'on comprenne et que l'on retienne bien que cette révulsion énergique n'est applicable qu'à la deuxième espèce de fièvre cérébrale, et non pas à la première. L'oubli de cette distinction pourrait conduire à des erreurs très-fâcheuses : il se rencontre, en effet, assez souvent, des cas de fièvres cérébrales véritablement *métastatiques*, puisqu'elles sont le résultat de l'effort de la nature pour expulser la matière morbifique, *conamen naturæ ad expellendum morbum*, je veux parler des exanthèmes aigus, déterminant des symptômes cérébraux

graves , avant la sortie de l'éruption , et dans
lesquels, comme on le conçoit, il serait souvent
très-préjudiciable d'exciter ce genre de révulsion.
Mais, dans tous ces cas , la marche rapide de la
maladie la fait rentrer dans la première espèce :
si donc on n'oublie pas cette remarque importante,
on évitera facilement, dans le traitement, la faute
que je signale ici. Un seul fait de ce genre suffira
pour me faire bien comprendre : Il y a quelques
années, je fus appelé à St.-Sylvain pour donner mes
soins à un enfant de deux ans, d'un tempérament
sanguin et d'une bonne constitution , qui, depuis
deux jours , présentait tous les symptômes de la
fièvre cérébrale inflammatoire, à son début: tête
brûlante , agitation , vomissements , tressaillements fréquents dans son sommeil, etc. Lorsque
j'arrivai, le sommeil était comateux depuis la
veille, le front était très-chaud, le pouls très-
fréquent, la pupille resserrée et très-sensible à
la lumière ; les tressaillements étaient violents et
convulsifs... Cet enfant avait été vacciné ; il n'y
avait pas dans le pays d'épidémie de petite vérole; sa peau ne présentait aucune apparence
d'éruption : je me hâtai de faire appliquer quatre
sangsues à chaque apophyse mastoïde , des cataplasmes sinapisés *au tiers* furent promenés sur les
membres inférieurs et des compresses froides

changées fréquemment sur le front. La saignée fut abondante. Cinq heures après, le petit malade avait éprouvé un mieux immense; mais déjà des milliers de petits boutons de varioloide commençaient à s'apercevoir sur toute la surface du corps. Cette éruption marcha rapidement et régulièrement, et se termina sans la période de suppuration. Si l'on suppose qu'après l'application des sangsues, il n'y eût eu aucune amélioration et que, le lendemain, nulle éruption ne se montrant, on se fût décidé à recourir à la *révulsion stibiée*, on conçoit combien elle eût pu être fâcheuse, en concentrant vers la tête tout l'effort de cette éruption.

TROISIÈME CATÉGORIE.

FIÈVRES CÉRÉBRALES MÉTASTATIQUES.

Ici encore, comme dans la deuxième espèce, les auteurs pourraient fournir un grand nombre de faits démontrant la vérité, la nécessité et l'importance de ces distinctions, fondées sur les tempéraments et les idiosyncrasies des malades, les causes, la marche et les symptômes des fièvres cérébrales; mais ces observations seraient beaucoup plus intéressantes sous le point de vue de l'anatomie pathologique que sous le rapport du traitement, qui est, pour nous, bien autrement important. La mort a été généralement la conséquence de la *métastase*.

J'en ai trouvé deux exemples, entr'autres ; l'un de Baillon, l'autre d'Avicenne, tous deux rapportés dans l'ouvrage déjà cité de M. Lallemand... Il y en a eu plusieurs dans la *Revue médicale*, année 1827, etc. Dans tous les cas, on ne voit presque jamais que le traitement ait été basé sur la cause manifeste de la maladie. J'en ai rencontré un, au contraire, rapporté par M. *Andral*, où l'indication de la révulsion a été parfaitement saisie : il s'agissait d'un homme affecté d'un bubon dont on obtint une très-prompte résolution ; mais, aussitôt après, il fut pris de convulsions épileptiformes. Un vésicatoire, appliqué dans l'aîne, fit reparaître le bubon, et les convulsions cessèrent... Mais dans la crainte de prolonger ce travail, déjà bien long, je me hâte d'arriver aux faits de ma pratique, qui feront mieux et suffisamment comprendre ma pensée.

PREMIÈRE OBSERVATION.

Une petite fille de deux ans (rue des Carmes, n°. 48), d'un tempérament lymphatique, portait sur le cuir chevelu un léger *impétigo*. Ses parents le virent disparaître peu à peu, et, en même temps, ils remarquèrent que cette enfant devenait morose, apathique et refusait même de prendre sa nourriture. Bientôt elle éprouva des vomissements, s'assoupit, poussait fréquemment des cris *uniques*, et retombait aussitôt dans son assoupissement ; puis les convulsions et le strabisme se manifestèrent ; elle était dans cet état vraiment effrayant, lorsque je fus consulté. — Sinapismes aux pieds, compresses sur le front, calomel à doses légères, répétées d'heure en heure, etc. Nulle amélioration... C'est alors seulement que je questionnai la mère avec soin, et que j'appris les détails relatifs à la suppression de l'éruption. —Application, sur la tête, de pommade au garou, et, par-dessus, feuilles de choux verts trèschaudes. Le lendemain, suintement général, santé parfaite.

Cette observation renferme pour nous plusieurs enseignements précieux. Voyez combien est grand l'empire de la routine : je me trouve en présence des symptômes graves de la fièvre cérébrale, et aussitôt je me hâte de faire appliquer des cataplasmes sinapisés aux pieds, les réfrigérants sur la tête, etc. Que font ici les compresses froides ? Elles s'opposent à l'effort critique nécessaire qu'aurait pu déterminer la nature vers la tête.

Qu'auraient produit les applications de glace que prescrivent assez généralement, sur cette même partie, un bon nombre de praticiens? Une répercussion plus forte encore, une aggravation de tous les symptômes!... Vous voyez donc combien il importe d'établir et de bien distinguer les diverses espèces de ces fièvres, pour imprimer au traitement les modifications indispensables dans les différents cas. Il est bien évident que si, dès le premier moment, j'avais recherché soigneusement, conformément à ces principes, les causes de cette maladie, j'aurais immédiatement guéri cette enfant. Il est également bien certain que, si je ne m'étais pas enfin mis à la recherche de ces mêmes causes, elle eût probablement succombé promptement aux progrès rapides et vraiment effrayants de son affection cérébrale.

DEUXIÈME OBSERVATION.

Le 12 décembre 1850, un petit garçon de trois mois, bien constitué et ordinairement bien portant, fut pris d'une agitation très-grande. Il vomissait sa boisson; il poussait fréquemment des cris aigus, puis s'endormait d'un sommeil profond, dont il était retiré souvent aussi par de brusques tressaillements. Le 13, le sommeil fut presque continuel, les réveils en sursaut très-fréquents;

7

il y eut même quelques légères convulsions, qui allèrent en augmentant de force et de durée. On vint me chercher à minuit. Une violente convulsion venait d'avoir lieu ; elle avait duré vingt minutes. A mon arrivée, l'enfant dormait profondément ; la tête était chaude, le pouls fréquent, la peau sèche, etc. — Des cataplasmes sinapisés *au quart* furent promenés sur les membres inférieurs, et des compresses froides furent fréquemment renouvelées sur le front. Le 15, le coma et les convulsions continuent ; les cataplasmes et les compresses froides sont appliqués de nouveau ; 30 centigrammes de calomel, en huit paquets, sont prescrits à prendre, un de deux heures en deux heures. Je multiplie alors les questions pour tâcher de découvrir la cause de ces rapides et dangereux symptômes : la nourrice, femme intelligente, me raconta que cet enfant était sujet, presque depuis sa naissance, à des sueurs abondantes, d'une odeur aigre, qui occupaient la partie postérieure du tronc, du cou et de la tête, et qu'il avait de plus un écoulement purulent des deux oreilles ; que ces sueurs et cet écoulement avaient disparu le 11, et qu'elle s'était félicitée, ce jour-là, de voir son nourrisson débarrassé de cette double infirmité ; mais que c'était dès le lendemain qu'il était tombé malade. En conséquence, je fis aussitôt introduire dans les oreilles une petite mèche de coton, enduite de pommade au garou, et placer sur le dos et le derrière de la tête de la flanelle chaude, recouverte de taffetas ciré. Dès-lors, on n'attacha pas une grande importance au calomel : deux paquets seulement furent donnés dans la journée. Dans l'après-midi, une sueur très-abondante et très-acide se manifeste ; l'enfant est plus éveillé, et prend volontiers de l'eau miellée, à l'aide de son biberon. Il n'y a pas eu d'évacuations. Le 16, la nuit a été meilleure ; on a observé néanmoins encore quelques légères convulsions. Ayant alors remarqué que les mèches de coton n'ont été placées qu'à l'entrée du canal auditif externe, je les introduis moi-même plus profondément dans l'intérieur. — Eau d'orge miellée, deux paquets de scammonée et de ca-lomel, contenant 5 centigrammes de chaque sub-stance, sont donnés comme laxatifs ; ils déter-minent quelques selles verdâtres. Quelques légères convulsions sont encore remarquées entre midi et trois heures ; nuit meilleure ; les sueurs conti-nuent, et, le 17 au matin, les mèches de coton indiquent que la suppuration des oreilles est rétablie. Pendant cette journée, l'enfant prend avec avidité son eau d'orge ; et, comme de légères convulsions se font encore remarquer, de *midi à trois heures*, on ose à peine blanchir la tisane d'un peu de lait, et l'on prescrit, pour le lendemain matin, un lavement de 40 centigrammes de sulfate de quinine et des plumasseaux imbibés d'une forte dissolution de ce sel dans les aisselles. Le 18, le mieux continue; on remarque seulement, vers le milieu de la journée, un peu d'agitation, puis un sommeil un peu plus lourd avec quelques tressaillements : mêmes moyens pour le lendemain matin; lait coupé. Le 19, absence complète de toute convulsion et de toute apparence de redoublement. Convalescence.

Cette observation, dans laquelle, bien évidemment, la *métastase* a été *cause*, ayant précédé de plusieurs heures la manifestation des premiers symptômes, est d'autant plus remarquable qu'il y a là une double sécrétion morbide supprimée, et que l'une et l'autre paraissent avoir contribué, d'une manière à peu près égale à la production de cette maladie : en effet, lorsque, le 15 durant l'après-midi, la transpiration se fut rétablie, le coma disparut, l'enfant prit son biberon avec plaisir; mais il y eut encore plusieurs convulsions dans la nuit et le lendemain; ces convulsions ne cessèrent que le 17, lorsque la suppuration des oreilles se fut rétablie elle-même...... Cependant notons encore qu'il était resté un dernier élément morbide, qui se remarque quelquefois, comme je l'ai déjà dit, dans ces maladies et qui mérite une sérieuse attention, je veux dire le retour périodique d'accès pendant lesquels quelques symptômes assez graves annonçaient les restes de la souffrance cérébrale et pouvaient ramener promptement tous les dangers de cette effrayante maladie, si l'on ne se fût hâté de les arrêter par des doses énergiques de sulfate de quinine. Je ferai observer, puisque l'occasion s'en présente, que, chez les très-jeunes enfants, des éponges imbibées d'une forte dissolution chaude de ce sel, et placées dans les aisselles, réussissent merveilleusement à couper les fièvres d'accès : chez notre petit malade, les lavements furent rendus chaque fois immédiatement, et je suis convaincu que l'absorption cutanée contribua pour la plus grande partie à la cessation des redoublements.

Je disais et j'expliquais tout à l'heure que, dans cette dernière observation, la *métastase* avait été *cause* : lorsqu'il en est ainsi, lorsque l'affection cérébrale a manifestement suivi la disparition des sécrétions morbides habituelles, l'indication principale, celle qui domine toute la thérapeutique, est le rétablissement de ces sécrétions. Dans les cas où la suppression de l'éruption ou des sécrétions a suivi l'invasion de la fièvre cérébrale, la *métastase* est *effet*, simple conséquence, ou plutôt il n'y a pas là, à proprement parler, *métastase*; il y a inflammation aiguë préexistante. Ces faits rentrent dans ceux de la première espèce; les antiphlogistiques sont alors l'idée et le moyen qui doivent prédominer dans le traitement; la révulsion est ici tellement secondaire, que, dans ces cas, l'on voit souvent les sécrétions supprimées se rétablir sous l'influence des évacuations sanguines, employées exclusivement : cette distinction est donc très-importante sous le rapport du traitement ; elle l'est également sous celui du pronostic : dans la *métastase cause*, les altérations pathologiques sont souvent peu graves ; les symptômes peuvent même avoir persisté long-temps et d'une manière intense, et néanmoins tout disparaît comme par enchantement, sans laisser aucune trace; nous en verrons plusieurs exemples. Dans la *métastase effet* ou *conséquence*, au contraire, les lésions pathologiques sont rapides, profondes et difficiles à déraciner. Cependant, cette distinction n'est pas toujours facile à établir : quelquefois, en effet, la suppression de ces sécrétions et l'invasion de la fièvre cérébrale ont lieu simultanément, au point qu'il est presque impossible de dire laquelle est *cause*, laquelle est *effet*. Dans cette incertitude, il est convenable de combiner à la fois les saignées et les révulsifs. Nous avons vu , dans la neuvième observation des fièvres cérébrales inflammatoires, un exemple frappant de la vérité de ces principes.

Dans le fait suivant, on verra encore la *métastase* manifestement *cause*, et la *révulsion* SEULE suivie immédiatement de la santé.

TROISIÈME OBSERVATION.

Dans le même temps que je donnais des soins au malade qui fait le sujet de la neuvième observation des fièvres cérébrales inflammatoires, et comme pour lui servir de contre-partie , le fait suivant fut soumis à mon observation :

Le fils de M. Desloges (même rue St.-Jean), enfant de dix-huit mois , d'une bonne et forte constitution, était, depuis trois jours, tombé dans un état qui , s'aggravant d'heure en heure , avait jeté ses parents dans la plus vive inquiétude. Son front était très-chaud, la face colorée, le sommeil comateux, interrompu , seulement de temps en temps, par un tressaillement convulsif accompagné quelquefois de cris aigus ; le pouls était très-fréquent (cent vingt à cent trente pulsations à la minute). En recherchant soigneusement la cause de ces mauvais symptômes, j'appris de la mère, femme très-intelligente, que son enfant était tombé malade presqu'immédiatement après la disparition d'une rougeur avec suintement existant, depuis déjà plusieurs mois, au plat des cuisses et au *scrotum*. Ici, l'indication était claire : la *métastase* était, comme je l'ai dit, évidemment *cause* ; je ne conseillai rien autre chose que des frictions d'huile de *croton* sur les parties siége habituel de l'eczéma, de trois heures en trois heures. C'était à huit heures du matin ; le soir, à six heures, l'éruption était rétablie, et l'enfant avait repris toute sa vivacité et aussi toute sa malice ; par conséquent, il me fut impossible de juger de l'état de son pouls. Ce qu'il y a de certain, c'est que le lendemain il était revenu à son régime ordinaire.

QUATRIÈME OBSERVATION.

Au 15 décembre (1849), on me consulta pour un enfant de neuf ans (le petit Lamy, rue St.-Jean), qui éprouvait, depuis huit jours, des accès de toux convulsive qui avaient lieu nuit et jour, au moins quinze à vingt fois dans vingt-quatre heures, et qui duraient chacun huit à dix minutes. Pendant ces crises, le malade devenait rouge, oppressé ; le pouls prenait beaucoup de fréquence, puis tout rentrait ensuite dans le calme et l'état naturels. Les potions calmantes, l'acétate de morphine, la belladone, etc. Les sinapismes, l'ipécacuanha, l'emplâtre de poix de Bourgogne sur la poitrine, l'inspiration du chloroforme furent successivement employés, sans succès durable. Enfin, vers le commencement de janvier, cette forme de maladie disparut tout-à-coup, et fut remplacée par des convulsions très-violentes prolongées, avec perte de connaissance, et répétées huit à dix fois en vingt-quatre heures : dans l'intervalle, hébétude, tête chaude et très-douloureuse, pouls fréquent, etc. Les cataplasmes sinapisés, promenés des pieds aux cuisses pendant des heures entières, avec application de compresses froides sur le front; le calomel à doses fractionnées et purgatives, un large vésicatoire sur la nuque n'amenèrent aucun changement favorable dans l'état effrayant de ce pauvre enfant. Plusieurs fois, j'avais multiplié les questions afin de découvrir la cause, évidemment *métastatique*, de cette bizarre maladie cérébrale; mais j'avais toujours obtenu des renseignements vagues et insignifiants. Enfin, la grand'mère me dit un jour qu'elle avait remarqué que cet enfant avait ordinairement, lorsqu'il se portait bien, l'oreille gauche plus grosse et plus rouge que la droite; qu'elle était un peu *essavée* par derrière; qu'il avait aussi habituellement des petits boutons sous le menton, et que tout cela avait disparu depuis qu'il était malade. Ce fut pour moi un trait de lumière pour me diriger au milieu de ces ténèbres : je fis pratiquer, sur l'oreille et derrière elle, trois frictions d'huile de *croton*, à cinq heures d'intervalle; puis un cataplasme sinapisé *au quart* (entre deux linges) recouvrit toutes ces parties pendant une heure. L'oreille était alors rouge et très-tuméfiée, ainsi que la région mastoïdienne. Le lendemain et les jours suivants, il n'y eut plus que trois ou quatre accès de convulsions, moins fortes et moins prolongées ; le malade était moins abattu dans les intervalles et la céphalalgie avait beaucoup diminué. Je fis alors pratiquer aussi des frictions d'huile de croton sous le menton, les boutons reparurent en grand nombre. Le lendemain et le surlendemain, deux très-légères convulsions seulement. Le 15 janvier, je pris le parti de faire appliquer derrière l'oreille une bette recouverte de pommade au *garou*; le suintement de cette partie fut abondant pendant la nuit... Le 16, convulsions nulles... Guérison. Une chose digne de remarque, c'est que le vésicatoire de la nuque donnait encore, le 12, un écoulement abondant et que les crises étaient néanmoins toujours aussi violentes : à peine le *lieu d'élection* critique est-il devenu le siége de l'irritation habituelle , qu'aussitôt tout rentre dans l'ordre et le calme naturels : *Quo vergit natura eo ducendum est!*..

Nous avons déjà vu , dans la deuxième observation, un exemple d'affection cérébrale grave , produite par la suppression d'une sueur partielle ; quoique, le plus souvent, cet accident occasionne des maladies moins violentes et d'une marche moins rapide que la répercussion de la sueur générale ; cependant la suppression subite de la sueur des pieds détermine, assez fréquemment, des congestions cérébrales d'une grande intensité : ces cas sont si communs dans la pratique, qu'il me suffira d'en citer un seul.

CINQUIÈME OBSERVATION.

Un employé de l'Octroi , âgé de quarante ans, d'un tempérament sanguin , nerveux et suant beaucoup aux pieds depuis bien des années , fait une longue marche par un temps froid et pluvieux , dans un chemin plein de boue; il reste ensuite une heure à rédiger un acte , ayant toujours les pieds froids. De retour chez lui , il éprouve quelques frissons, un malaise général ; douleurs articulaires , céphalalgie. Il se couche ; la peau est brûlante, le mal de tête violent, il délire ; le pouls est plein. — Large saignée du bras : même état. Le lendemain matin, la face est rouge, la céphalalgie très-forte : *subdelirium ;* les bras, si on les soulève, sont agités d'un tremblement très-fort; ce tremblement est surtout très-prononcé dans la main et les doigts; les pieds sont secs et brûlants. Cataplasmes légèrement sinapisés, très-chauds, sur ces parties, pendant trois heures; ensuite flanelle, très-chaude aussi, recouverte de taffetas ciré. Le soir, pieds mouillés de sueur, santé parfaite.

Ici encore la *métastase* était *cause :* c'est en vain qu'on se serait opiniâtré à combattre la congestion cérébrale par les antiphlogistiques. Il suffisait évidemment de rappeler la sécrétion supprimée, dont la maladie n'était que la conséquence : *Sublata causa, tollitur effectus.*

Mais c'est chez les vieillards que la *métastase* est souvent une cause commune de ces maladies. Appelé pour leur donner des soins, le médecin, avant même de porter son investigation sur les organes, siéges des récentes douleurs, devrait toujours s'informer si quelques hémorroïdes, dartres, ulcères ou autre sécrétion morbide ne s'est pas supprimée depuis quelque temps; et, le plus souvent, il serait mis sur la voie d'une médication rationnelle et toute-puissante.

SIXIÈME OBSERVATION.

Il y avait à peine quelques mois que j'exerçais la médecine, lorsque j'allai voir, de grand matin, un vieillard d'une forte constitution : il avait déliré pendant la nuit ; il se plaignait d'un grand mal de tête ; le pouls était fort et fréquent. Je me hâtai, sans remonter à la source du mal, de pratiquer une saignée du bras. — Bain de pieds sinapisé, limonade, lavement émollient, diète. L'amélioration fut à peine sensible, et, dès le soir, le délire revint ; la nuit fut très-mauvaise. Le lendemain, l'état du malade me parut beaucoup plus grave. Je fis alors des recherches pour découvrir les causes de ces mauvais symptômes, et j'appris qu'un vieil ulcère de la jambe s'était supprimé depuis trois ou quatre jours : — large vésicatoire sur cette jambe. Guérison le lendemain.

SEPTIÈME OBSERVATION.

Au mois de janvier 1837, la femme Marguerie, d'Allemagne, vint me consulter. Elle me raconta que son mari était tombé, depuis trois mois, dans une profonde mélancolie, compliquée fréquemment d'accès de délire furieux, accès pendant lesquels il ne connaissait plus personne ; voulait la tuer et incendier sa maison. Cet homme, que j'avais soigné dans une grave maladie, deux ans auparavant, était âgé de soixante-treize ans ; il portait, depuis longues années, à la jambe gauche, un large ulcère. Je demandai aussitôt si cette plaie existait toujours. On me répondit que non ; qu'un médecin avait fait appliquer dessus une pommade qui l'avait parfaitement guérie, en quelques jours, avant sa nouvelle maladie. — L'indication était claire. Je prescrivis d'appliquer un vésicatoire sur la cicatrice de cet ulcère.

Dans le mois suivant, cette femme vint me voir de nouveau pour s'informer des moyens de faire entrer son mari au *Bon-Sauveur*, parce que sa fureur était extrême et presque continuelle. Le bras gauche de cette pauvre femme portait la trace d'une morsure profonde que lui avait faite le malade, le matin même ; elle me dit que jamais il n'avait voulu consentir à se laisser poser le vésicatoire. J'insistai donc sur la nécessité de ce moyen ; je lui promis une guérison certaine, et lui conseillai de le faire mettre de force... Huit jours après, cette femme vint me raconter que, depuis six jours, le vésicatoire jetait beaucoup, et que son mari avait retrouvé son calme et sa santé ordinaires (1).

(1) Nous savons bien que ce fait n'est pas à proprement parler un exemple de fièvre cérébrale, puisque sa marche chronique le place

Ces faits, bien évidemment, ne demandent non plus, ni réflexions ni commentaires ; mais en présence de ces trois dernières observations, qui présentaient, les deux premières surtout, des symptômes si rapides dans leur marche et si effrayants, je ne puis m'empêcher de faire remarquer encore combien il est vrai de dire que le pronostic est souvent peu grave dans les affections cérébrales véritablement *métastatiques*. On pourrait comparer jusqu'à un certain point ces maladies aux lésions organiques provenant de causes traumatiques. On voit, en effet, des désordres considérables, produits dans les organes par des causes extérieures, sans qu'il en résulte des accidents comparables à ceux qu'entraînent des lésions beaucoup moins étendues, déterminées par des causes internes... Nous assistions, il y a quelques jours, à l'autopsie, faite avec le plus grand soin, d'un enfant *mort-né*. Le travail de l'accouchement avait été très-long (le détroit supérieur était considérablement étroit) ; il existait une bosse sanguine considérable sur le sommet de la tête ; le cuir chevelu était, dans cette partie,

---

plutôt dans les maladies mentales ; cependant son invasion brusque, la violence de ses symptômes, nous ont engagé à lui donner place dans cette troisième catégorie, dont l'un des caractères est la lenteur ou l'absence des lésions organiques.

énormément infiltré de sang, et saillant de trois à 4 centimètres ; les vaisseaux de l'arachnoïde et de la pie-mère étaient injectés, rouges, et ressemblaient parfaitement, par leurs arborisations innombrables, aux résultats d'une méningite aiguë et presque générale. Au-dessous, la substance cérébrale était blanche et intacte. Eh bien ! si l'enfant fût venu vivant, tous ces désordres traumatiques, toute cette apparence d'inflammation intense des membranes, se seraient dissipés, comme chacun de vous, Messieurs, a pu s'en convaincre bien des fois, en quelques heures, et au moyen de simples résolutifs et d'une légère compression. La fièvre cérébrale *métastatique* se dissipe d'une manière aussi prompte, et sans laisser plus de traces. A peine la sécrétion supprimée est-elle rétablie, qu'aussitôt les symptômes les plus violents font place au calme et à la santé. Il y a même une classe de maladies cérébrales *métastatiques*, semblables, comme je l'ai dit, aux névroses qui elles-mêmes sont presque toujours de la même nature (c'est-à-dire de cause métastatique), dont la marche est lente et chronique ; qui n'impriment sur l'organe souffrant aucun signe de leur passage, aucune lésion pathologique appréciable, et disparaissent aussi facilement, aussi promptement, par les mêmes agents dérivatifs, quoiqu'elles aient tenu long-temps l'économie en proie aux plus violents symptômes, comme Marguerie nous en a offert un exemple. Quand, au contraire, la métastase est *conséquence*, les éléments qui déterminent et entretiennent la maladie, sont *doubles*, au lieu d'être simples ; ils se composent à la fois de la cause morbide interne, inconnue, et de la cause humorale *métastatique ;* la sécrétion ou l'éruption supprimée n'a évidemment disparu que sous l'influence d'une inflammation d'une intensité extraordinaire : *Fortior obscurat alterum.* Aussi, la suppuration et la mort en sont souvent les suites rapides et presque certaines.

On a cité tout récemment des faits de fièvre cérébrale par métastase du rhumatisme : ici, évidemment, comme dans la goutte déplacée, la principale indication serait de ranimer le plus-tôt possible les douleurs articulaires : au reste, ces *fièvres cérébrales rhumatismales* rentrent évidemment dans la catégorie de nos fièvres cérébrales *métastatiques.*

Les distinctions que nous avons établies et dont nous avons démontré l'importance, dans cette série de nombreuses observations, ne sont pas toujours parfaitement tranchées : déjà, dans quelques-uns de ces faits, nous en avons fait remarquer plusieurs qui tenaient, pour ainsi dire, de deux espèces différentes et servaient ainsi de transition insensible de l'un à l'autre ; il arrivera même quelquefois que, dans une seule observation, se trouveront réunis les éléments pathogéniques des trois espèces différentes ; et si l'on n'y apportait une grande attention, on distinguerait difficilement ces divers éléments et le traitement approprié à ces diverses complications. Ces faits pourraient peut-être donner lieu d'établir une quatrième catégorie de fièvres cérébrales qu'on appellerait alors *complexes*. Je rapporterai seulement le fait suivant, qui nous en offre un exemple remarquable.

FIÈVRE CÉRÉBRALE COMPLEXE.

La petite Eugénie Louvet (rue des Carmes, 39), est âgée de huit ans, elle est forte, d'une bonne constitution ; ses joues sont colorées, ses yeux et ses cheveux noirs ; sa santé est excellente ; mais ses frères et sœurs sont tous plus ou moins scrofuleux : plusieurs portent des traces d'ulcérations et d'anciens engorgements des glandes du col. Sa mère est faible, lymphatique, souffre souvent d'oppression et d'une toux sèche, qui font craindre la présence de tubercules pul-

monaires. Elle-même porta, pendant près d'une
année, sur différents points du cuir chevelu, des
croûtes épaisses d'*impetigo* chronique, qui n'ont
disparu entièrement que depuis six ou huit mois.
— Dans les quinze derniers jours de décembre
1852, elle perdit son énergie et sa gaîté ordinaires; elle se plaignit souvent d'une lourdeur et
d'une douleur de tête qui devinrent de plus en
plus intenses; enfin, le 2 janvier, on me pria de
lui donner mes soins : la céphalalgie était, surtout
depuis la veille, très-intense; la face était animée,
les yeux brillants, le pouls à cent pulsations;
la nuit avait été très-agitée. — Diète complète, infusion de tilleul, cataplasmes sinapisés au tiers aux pieds, compresses froides sur
le front. — Le 3, la céphalalgie et la chaleur
frontale sont augmentées; le sommeil est prolongé,
accompagné de tressaillements fréquents, il y a
eu du délire pendant la nuit, pouls à cent dix
pulsations : — mêmes moyens; on renouvelle les
sinapismes, on les porte des pieds aux genoux;
15 centigrammes de calomel en douze paquets à
prendre un, de deux heures en deux heures. Le
4, les selles verdâtres ont été nombreuses, la
nuit a été plus agitée, délire continuel; on continue le calomel; la journée se passe dans des
alternatives de coma et de délire; front brûlant,

pouls à cent vingt : sangsues aux mastoïdes, combinées avec les cataplasmes sinapisés aux pieds, puis aux genoux ; compresses froides sur le front fréquemment renouvelées. Le sang des sangsues coule toute la nuit. Le 5, légère diminution de la gravité des symptômes : l'enfant a plus ordinairement sa connaissance, elle est moins agitée soit dans la veille, soit dans le sommeil ; mais, le soir, ce mieux ne se soutient pas : la tête redevient brûlante, le coma est profond, le délire lui succède, l'agitation est très-grande ; l'enfant vomit fréquemment, elle se lève brusquement, veut fuir un danger qui l'épouvante ; elle pousse souvent un cri aigu, unique, puis retombe bientôt dans un sommeil profond ; la ligne méningétique est extrêmement sensible. On commence les frictions mercurielles, le matin du 6 janvier, 30 grammes en quatre paquets, un paquet étendu sur tout l'abdomen, de trois heures en trois heures. Le soir, même état : on continue les frictions. Après la sixième, le mieux se manifeste, la connaissance revient, la petite malade rend compte de son état ; les cris et les vomissements ont disparu. Céphalalgie, rêvasseries, pouls à cent dix. Les frictions sont faites seulement toutes les quatre heures : la nuit est assez calme ; mais le pouls conserve sa fréquence, les pupilles se dilatent. Dans la journée du 7, le délire revient, l'agitation est extrême ; il faut sans cesse maintenir l'enfant dans son lit : elle fait des efforts continuels pour se lever ; le cri hydrincéphalique est très-fréquent ; on commence les frictions stibiées sur la tête dont on a fait couper , mais non raser les cheveux : c'était une faute que nous avons déplorée ; nous conseillons de ne jamais manquer d'employer le rasoir , en pareil cas. Les frictions étaient faites toutes les trois heures ; et, après la cinquième, il n'y avait encore rien d'apparent à la surface du cuir chevelu ; la dilatation des pupilles s'était encore accrue , le délire était extrême : les frictions mercurielles suspendues sont reprises le 3 ; et l'on continue aussi, avec soin, les frictions stibiées, malgré les nombreuses pustules qui commencent à paraître. Dans la journée, l'agitation se calme, la chaleur du front diminue, les pupilles sont moins larges ; le délire se dissipe peu à peu ; mais la malade se plaint de la douleur de ses pustules : on suspend les frictions mercurielles et on éloigne l'intervalle des frictions stibiées. Le 9, la connaissance est parfaite : les pustules sont généralement développées sur toute la tête ; elles sont semblables à une petite vérole confluente, sur le sommet, dans une circonférence de 8 centimètres de diamètre :

aussi l'enfant se plaint sans cesse de cette éruption ; elle ne sait où poser sa tête ; l'insomnie est
presque complète. — Suspension des frictions ,
lait coupé, orge miellée ; et, le soir, quatre cuillerées à café de sirop Diacod. — Le 10, agitation,
plaintes continuelles , douleurs vives sur toute la
surface de la tête. L'enfant est restée continuellement assise ; insomnie complète ; ligne méningétique presque insensible ; pouls à l'état naturel.
— Bouillon de veau, lait coupé ; une cuillerée à
café, le soir, d'une potion contenant une légère
dose d'acétate de morphine ; cérat opiacé sur la
tête. Le 11, plusieurs heures de sommeil pendant
la nuit ; l'enfant demande à manger, le mieux
continue ; mais les pustules causent encore une
agitation très-grande et des plaintes presque continuelles. Même régime. Le 12, la tête est plus
chaude, le sommeil se prolonge dans la journée,
la tache méningétique devient très-sensible ; mais
en même temps les pustules sont sèches, aplaties, moins douloureuses. Le 13, la fréquence du
pouls reparaît, le sommeil se prolonge davantage,
la face est rouge ; il y a des soubresauts dans les
tendons. On se décide à faire recouvrir la tête
de feuilles de choux , enduites de pommade au
garou. Le 14, la surface de la tête s'humecte
généralement ; le sommeil est déjà moins profond,

le regard est plus animé ; l'enfant redemande à manger ; elle s'amuse de ses jouets ordinaires. On permet un léger potage, lait coupé, etc. Le 15, la suppuration du cuir chevelu est générale ; le mieux est encore plus prononcé : tout annonçait un prompt rétablissement, lorsque, vers une heure, un frisson très-fort se manifesta ; la chaleur qui le suivit fut intense ; la face devint rouge, la soif vive, etc. Le 16 au matin, l'enfant est bien ; elle demande à manger : le pouls, la langue, etc., sont dans l'état naturel ; mais, à la même heure que la veille : frissons, chaleur, etc. Plus de doute, une fièvre intermittente est venue remettre en question et compromettre la convalescence. Le 17, 40 centigrammes de sulfate de quinine sont administrés, en deux doses, dans la matinée. Dans l'après-midi, accès à peine sensible. Le 18, même dose de quinine ; fièvre nulle. — Convalescence.

Au commencement de février, notre jeune malade commençait à se lever et à marcher un peu dans sa chambre ; elle suivait un régime tonique et succulent ; l'appétit était excellent ; mais cinq à six plaies de 2 centimètres de diamètre, disséminées sur la surface du cuir chevelu, donnaient encore une suppuration assez abondante ; on diminuait de jour en jour la dose de la pommade au garou ; à la fin de février, avant de laisser sécher ces plaies, on établit un vésicatoire au bras gauche. Les cheveux repoussaient généralement, excepté sur les quatre points encore le siége de plaies vermeilles, recouvertes d'excroissances qu'il fallut toucher plusieurs fois avec le nitrate d'argent. Au mois de mai suivant, ces plaies, quoique superficielles, n'étaient pas encore cicatrisées. — Aujourd'hui (octobre 1853) les cheveux sont repoussés partout, et la santé est toujours parfaite (1).

Ainsi, voilà une fièvre cérébrale qui, par la constitution forte de l'enfant, par l'acuité, la rapidité et la gravité des symptômes, se plaçait naturellement dans le groupe des fièvres *cérébrales inflammatoires* et en réclamait le traitement ; mais, bien que les moyens thérapeutiques applicables à cette espèce (sangsues, frictions mercurielles, etc.) aient enrayé et suspendu d'abord la marche de cette maladie, deux autres indications impérieuses et bien évidentes se présentaient encore : elles étaient fournies par le tempérament lymphatique de la mère et des frères de cette enfant ; elles l'étaient aussi par cette éruption chronique

_____

(1) Maintenant, cette jeune fille a plus de douze ans : sa santé et sa fraîcheur sont remarquables.

du cuir chevelu, disparue à peine depuis quelques
mois... Aussi avons-nous vu cette maladie résister
opiniâtrement, et ne disparaître enfin que sous
l'influence de ces nombreuses pustules et de leur
suppuration, entretenue pendant des mois entiers,
et sous celle d'un régime tonique et éminemment
réparateur.

CONCLUSION.

De tout ce qui précède, de ce tableau que
nous nous sommes efforcé de rendre aussi concis
que possible, nous croyons pouvoir conclure que,
pour remédier à l'anarchie qui existe dans les
idées et le traitement relatifs à la fièvre cérébrale,
il est bon et utile d'admettre la distinction que
nous avons établie de cette maladie en trois
espèces différentes, distinction fondée sur la vérité
et la nécessité ; qu'en ne perdant pas de vue ces
trois grands jalons plantés dans cette route téné-
breuse, on pourra la parcourir avec beaucoup
moins d'incertitude et de danger... Sans doute,
on rencontrera quelquefois des faits que nous
avons appelés *mixtes*, qui, placés pour ainsi dire
sur la ligne qui sépare une espèce d'une autre,
présenteront encore des obscurités embarras-
santes; quelques-uns même, comme celui que

nous venons de citer, réclameront alternativement ou simultanément l'intervention de plusieurs
de nos principaux moyens thérapeutiques; mais
nous affirmons, fondé sur l'expérience, qu'avec
une attention et une étude sérieuses et conscien-
cieuses, on arrivera presque toujours, à force de
scruter la marche plus ou moins rapide des
symptômes, les causes, le tempérament, les
prédispositions héréditaires, etc., à découvrir le
caractère prédominant, la nuance, le groupe
spécial, à l'aide desquels on instituera un traitement convenable et bien souvent salutaire dans
ces redoutables maladies.

EMPLOI

DU

CHLOROFORME DANS LES ACCOUCHEMENTS.

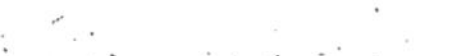

Ars tota in observationibus.

Depuis bientôt huit ans que j'ai commencé l'emploi du chloroforme dans les accouchements, je puis dire avec vérité, selon l'expression du docteur Beattey, que, dans bien des cas, ce douloureux travail a été changé en plaisir, en un véritable bonheur.....

Mes premiers essais eurent lieu d'abord, et exclusivement, dans les cas qui nécessitaient la version ou l'application du forceps ; puis dans ceux où je désirais modérer et ralentir la violence des douleurs, quand la dilatation trop brusque des parties extérieures rigides les menaçait d'une rupture ou déchirure plus ou moins considérable. J'ai rapporté, il y a cinq ans environ, dans une des séances de la Société de Médecine de Caen, quelques cas de ce genre.

Puis enfin, à mesure que ma confiance augmentait, s'appuyant sur des faits plus nombreux et toujours heureux, dans les cas où les femmes, plus ou moins irritables, devenaient agitées, impatientes, et acceptaient volontiers la proposition des inhalations anesthésiques, et, plus spécialement, dans ceux où les douleurs de reins, presque sans relâche et d'une grande violence, enlevaient aux patientes toute leur énergie et leur courage, etc. (Nous énumérons plus bas les divers cas dans lesquels le chloroforme doit plus particulièrement être employé.)

J'ai remarqué, en général, qu'une faible dose de chloroforme suffit pour produire alors l'assoupissement et l'insensibilité. Dans presque tous les cas, les femmes, sous sa puissante influence, semblent plongées dans une sorte de douce extase qui se peint manifestement sur leurs traits, et s'il arrive que l'effet de ce médicament vienne à s'affaiblir, on les voit, par leurs gestes et par leurs paroles, exprimer énergiquement le pressant besoin qu'elles éprouvent de l'éminent bienfait de ce précieux sommeil : elles saisissent le mouchoir avec vivacité, elles se l'appliquent fortement sur la bouche et le nez, font de larges et rapides inspirations, et si la connaissance revient un peu :

« Oh! encore, encore, s'écrient-elles, rendez-moi

mon sommeil ; j'étais si heureuse ; quel bonheur
de ne plus souffrir (1) ! »

J'ai dit qu'une très-légère dose de chloroforme
suffit d'abord pour enlever aux contractions utérines tout ce qu'elles ont de véritablement pé-
-nible ; c'est qu'en effet, il n'y a pas ici besoin,
comme dans les grandes opérations chirurgicales,
de plonger le sujet dans un collapsus complet :
vous voyez bien souvent la femme, au milieu du
travail qui précède les dernières douleurs, conserver encore presque toute sa connaissance, et
vous témoigner sa gratitude et sa joie de ce que
vous avez changé ses souffrances en un repos si
délicieux : vous ajoutez, de temps en temps, et
surtout au moment où la contraction utérine va
bientôt se produire, quelques gouttes de la bienfaisante liqueur, et vous pouvez ainsi prolonger,
sans le moindre inconvénient, cet état d'*insensibilité suffisante*. Elle reste calme, heureuse ; elle
comprend fort bien que le travail avance et qu'elle
évite la douleur ; puis enfin, lorsque les grandes
contractions terminales arrivent, vous augmentez
un peu les doses du chloroforme ; la connaissance

(1) J'ai employé, dès le principe, le mouchoir en forme d'entonnoir,
dans l'excavation duquel on verse le chloroforme ; ce procédé est le plus
simple, le plus commode ; il inquiète moins la femme que toute espèce
d'autre appareil.

s'obscurcit de plus en plus ; bientôt le sommeil est complet , et cependant, à chaque douleur nouvelle, toutes les forces musculaires expulsives, celles de l'utérus surtout, entrent dans une action très-grande ; la patiente, sans en avoir la conscience, pousse presque aussi énergiquement que si toute la puissance de sa volonté était en jeu : l'enfant est expulsé ; il pousse des cris aigus : cependant la mère n'entend rien, elle n'a rien senti ; elle continue son paisible sommeil, et ce n'est souvent que plusieurs minutes après, qu'elle revient peu à peu à elle, se réveille enfin complètement, comprend et exprime tout son bonheur d'être délivrée de la crainte, et d'avoir évité de si longues et si pénibles souffrances.

Cette esquisse, vraie et rapide, de l'action du chloroforme dans le travail normal de la parturition, est tracée d'après de nombreuses observations qu'il serait inutile et fastidieux d'insérer ici. Je vais seulement en rapporter quelques-unes, comme exemples des circonstances principales qui peuvent déterminer son emploi ; et pour faire mieux comprendre sa puissance et son innocuité ; pour faire voir, tout de suite, à quel degré de confiance je suis arrivé à cet égard, je citerai d'abord le fait suivant.

PREMIÈRE OBSERVATION.

*Douleurs violentes de reins, déterminant de bonne heure
l'emploi du chloroforme.*

Le 5 juillet 1852, je donnais des soins à ma
fille primipare : les douleurs de reins, qui avaient
commencé à quatre heures du matin et qui avaient
résisté à divers moyens calmants tant internes
qu'externes, étaient devenues tellement intolérables, qu'à neuf heures et demie je me décidai
à commencer les inspirations du chloroforme,
bien que le col de l'utérus ne fût pas encore dilaté
complètement et que, bien certainement, plusieurs heures nous séparassent encore du moment
de l'expulsion du fœtus. Quelques instants suffirent pour changer ces douleurs en un sentiment
de joie, qui se manifesta par des éclats de rire et
des propos bizarres : à cette hilarité bruyante
succédèrent bientôt le calme le plus profond, un
paisible sommeil, interrompu toutes les trois minutes par des contractions utérines qui, de
presque continuelles, très-pénibles et très-faibles,
étaient ainsi devenues alternatives, indolores et
un peu plus fortes. Pour produire cet immense
et bienheureux changement, quelques grammes
de chloroforme avaient suffi. Je profitai de ce

calme, qui sembla rendre moins rigides les lèvres du col utérin, pour les assouplir et les dilater à l'aide de deux doigts, pendant plusieurs douleurs consécutives... A dix heures et demie, le sommeil était toujours paisible, mais les contractions étaient devenues plus rares et moins fortes ; je voulus, pour les ranimer et essayer si les douleurs de reins se produiraient encore, suspendre pour quelques instants l'action du médicament. La connaissance revint peu à peu, et presqu'aussitôt la patiente se plaignit vivement de souffrir dans la région lombaire, et nous pria instamment de lui rendre son insensibilité et son bonheur : une minute après, vingt-cinq à trente gouttes de notre précieuse liqueur avaient rétabli le calme et le sommeil... Nous continuâmes ainsi, en augmentant ou diminuant l'anesthésie, selon que nous voulions ranimer un peu le travail ou diminuer le sentiment des douleurs. A une heure, nous avions employé 45 grammes de chloroforme. La tête avait franchi, depuis une demi-heure, le détroit supérieur : elle était dans l'excavation ; la poche des eaux faisait une légère saillie ; le col était entièrement dilaté ; les contractions étaient très-fortes et toujours insensibles : je m'aperçus alors que 3 ou 4 grammes de chloroforme qui me restaient seraient probablement insuffisants ; j'en envoyai chercher encore 30 grammes. Mais le pharmacien auquel on s'adressa en manquait., un autre n'en voulut pas donner sans ordonnance. Il s'écoula de cette manière environ vingt-cinq minutes, pendant lesquelles j'avais vidé le reste de ma petite bouteille. J'avais ouvert la poche des eaux ; la tête faisait déjà bomber les parties extérieures ; les douleurs étaient fréquentes et très-énergiques ; ce fut alors que nous pûmes apprécier, par contraste, les grands avantages de cet excellent médicament : la connaissance revint complètement, et avec elle les plaintes, les cris étouffés, toutes les angoisses des grandes souffrances, et ces ardentes supplications pour obtenir quelques gouttes de ce remède qui l'avait rendue si heureuse, disait-elle, et que nous étions si cruel de lui refuser... « O mon Dieu, ajoutait-elle, la voilà revenir, je la sens déjà, la douleur; par pitié, rendez-moi mon sommeil, rendez-moi mon bonheur ! Enfin, notre nouvelle bouteille nous fut apportée ; nous nous empressâmes d'en verser 1 à 2 grammes sur le mouchoir : presqu'aussitôt le sommeil et le calme furent rétablis : il était temps ; quelques secondes après, une contraction très-forte se produisit : la matrice n'était pas seule en action, les autres puissances musculaires contribuaient manifestement à cet immense effort d'expulsion; il nous parut évident qu'une autre *douleur* semblable suffirait pour terminer l'accouchement. Nous nous hâtâmes donc de faire inspirer une dernière dose de chloroforme ; une minute après, de nouveaux efforts, plus puissants encore, se produisirent : l'enfant, qui fut expulsé le plus heureusement possible, fit aussitôt entendre ses cris, dont la mère n'eut pas la moindré connaissance ; ce ne fut que dix minutes après, que, commençant à sortir de son paisible sommeil, elle nous supplia de lui rendre bien vite son insensibilité pour lui éviter de nouvelles souffrances : on fut obligé de lui présenter sa petite fille pour la convaincre que tout était terminé, et qu'elle n'avait plus à redouter aucune douleur. Elle a été nourrice, et les suites de couches ont été on ne peut plus heureuses.

DEUXIÈME OBSERVATION.

Volume énorme de l'enfant, douleurs excessivement pénibles, épuisement et découragement déterminant l'emploi du chloroforme.

Mme. Paul (passage Bellivet) (30 juin 1852) était aux prises avec les douleurs d'un deuxième accouchement... Elle avait, six ans auparavant, donné naissance à une fille forte et bien constituée, mais cela après trois jours des plus cruelles souffrances... Il était quatre heures du matin, lorsque je fus appelé : les douleurs avaient commencé dans la nuit précédente ; elles avaient lieu principalement dans les reins, c'est pourquoi cette dame était épuisée de fatigue, très-agitée et toute démoralisée. La tête était dans l'excavation, le col entièrement dilaté ; la poche des eaux s'était ouverte à trois heures ; les douleurs, depuis ce moment, n'en étaient que plus pénibles et chacune d'elles arrachait à la patiente des cris déchirants. Je fis alors respirer 2 grammes de chloroforme, avec toutes les précautions nécessaires. La respiration n'en fut nullement troublée : en cinq minutes, je pus, sans aucune crainte, arriver au sommeil presque complet : le pouls était tombé de 100 à 70 pulsations par minute (nous avons déjà plusieurs fois, dans des cas semblables, observé cette remarquable diminution de fréquence) ; les contractions conservèrent leur régularité et leur force. Quelques secondes avant chaque douleur, nous ajoutions quelques gouttes de notre médicament, et elles se passaient sans la plus légère plainte, la physionomie conservant tout son calme et une apparence de bien-être et de satisfaction inexprimables... Plusieurs fois il nous arriva de négliger, pendant quelques minutes, de renouveler la dose du chloroforme, le sommeil se dissipait un peu ; alors, cette dame dans l'appréhension de la souffrance, saisissait le mouchoir, se l'appliquait fortement sur la bouche et si l'effet espéré n'avait pas lieu, si la sensibilité et la connaissance revenaient de plus en plus : « Encore, oh ! encore, s'écriait-elle, je vous en prie ; j'étais si heureuse, et voilà que je vais souffrir ! » Nous nous hâtions alors de verser une dose nouvelle, et le calme et l'expression de joie revenaient aussitôt... A cinq heures du matin, nous reçumes un enfant très-fort, il pesait 4 kilogrammes 1/2 ; il était plein de vie, et il se porte encore fort bien. Nous avions employé environ 40 grammes de chloroforme.

TROISIÈME ET QUATRIÈME OBSERVATION.

1°. Déchirure imminente du périnée ; 2°. Douleurs très-violentes des reins, déterminant l'emploi du chloroforme.

Mme. P., primipare, était arrivée (fin d'octobre 1851), au terme d'un long et pénible travail ; les eaux étaient écoulées depuis plus de huit heures ; la tête appuyait déjà sur le périnée, rigide et très-tendu, que des contractions fortes et fréquentes menaçaient de déchirer. Je me hâtai de faire respirer le chloroforme : en quelques minutes le sommeil fut complet, la respiration et le pouls restant parfaitement calmes ; cependant les douleurs perdirent manifestement et de leur force et de leur fréquence : je lubrifiai d'huile d'olive l'intérieur du périnée, il devint par suite plus souple et moins rigide ; sa dilatation se fit moins brusquement ; à la septième contraction, une petite fille bien vivante et très-forte fut expulsée, sans occasionner la moindre déchirure. La mère se réveilla cinq minutes après, et nous témoigna sa joie et sa reconnaissance d'avoir été si merveilleusement débarrassée de toutes ses douleurs.

Cette dame est accouchée de nouveau, dans le courant de juin 1853. Il y avait à peine une heure que le travail était commencé lorsque j'arrivai, et déjà elle me suppliait de l'endormir. La dilatation du col était complète, la tête avait franchi le détroit supérieur, les douleurs de reins étaient extrêmement pénibles ; j'y consentis volontiers. Cinq quarts d'heure après, nous reçumes un petit garçon bien vivant ; et, pendant tout ce temps, la mère n'éprouva pas la moindre souffrance... Elle se réveilla quelques minutes après, et nous assura qu'elle ne comprenait pas qu'on pût accoucher autrement qu'à l'aide du chloroforme, tant ses douleurs de reins avaient été violentes avant mon arrivée ; tant elle avait joui d'un calme et d'un bonheur parfaits depuis le commencement des inhalations.

CINQUIÈME OBSERVATION.

Épuisement et découragement de la femme ; excès de douleur arrêtant manifestement les contractions utérines ; anesthésie.

Mme. Charles D...., âgée de vingt-un ans, primipare, fut prise des premières douleurs, à trois heures de l'après-midi, le 24 octobre 1853. Le travail marcha régulièrement et promptement ; les contractions utérines étaient franches et bonnes ; nulles douleurs de reins ne les entravaient ; la tête s'engageait en position occipito-cotyloïdienne gauche ; à six heures, elle avait franchi le détroit supérieur ; elle fit encore quelques progrès jusqu'à sept ; mais ensuite elle resta immobile et semblait, jusqu'à dix heures, ne plus pouvoir avancer et franchir le détroit inférieur ; les douleurs s'éloignaient et perdaient de leur énergie ; cette jeune femme sentait à la fois s'épuiser son courage et ses forces ; une première dose de seigle ergoté (2 grammes) fut administrée ; un quart d'heure après, les douleurs se rapprochèrent beaucoup ; il y avait à peine entre elles l'intervalle d'une demi-minute ; mais l'effort d'expulsion à peine commencé s'arrêtait immédiatement, comme si la nature avait conscience d'un obstacle insurmontable. A dix heures et demie, deuxième dose de seigle ergoté; les douleurs continuent, se rapprochent encore, mais conservent le même caractère; la face se colore et devient violette à chaque nouvel effort; les plaintes sont continuelles, l'abattement et le désespoir extrêmes. A dix heures trois quarts, on commence l'emploi du chloroforme : la respiration devient large et facile, le pouls moins fréquent; la face perd peu à peu de sa rougeur violacée; les traits expriment le calme le plus parfait; les douleurs deviennent moins fréquentes, mais leurs efforts se soutiennent beaucoup plus; la tête reprend alors sa marche descendante : elle franchit le détroit inférieur. Bientôt les parties extérieures sont distendues par elle; le périnée bombe de plus en plus; à onze heures vingt-cinq minutes, un enfant énorme est expulsé sans la moindre plainte, sans la moindre souffrance apparente : il pesait 5 kilogrammes; la délivrance se fit une demi-heure après. Nul accident. La mère a nourri son enfant et quitté sa chambre le quinzième jour.

Ainsi voilà encore bien évidemment un cas où le chloroforme trouve son application nécessaire. En effet la femme, une heure avant d'accoucher,

était arrivée à un épuisement de forces et à un
découragement complets. Elle demandait instamment que l'on mît un terme à ses souffrances,
devenues intolérables. Deux moyens se présentaient alors : ou l'emploi du forceps, très-difficile
à cause de l'enclavement de la tête dans le détroit
inférieur et de son énorme volume; ou bien le
chloroforme, qui devait rendre à la femme son
calme et sa patience nécessaires, régulariser les
douleurs et leur rendre par l'insensibilité de la
patiente toute leur primitive énergie. Il nous
semble qu'il n'y avait pas à balancer, et le résultat
est venu donner complète raison à l'emploi du
chloroforme; et, d'ailleurs, si l'accouchement
naturel ne se fût pas effectué, n'était-il pas nécessaire encore d'employer ce précieux médicament pour faire l'application du forceps?

SIXIÈME OBSERVATION.

*Douleurs excessives pénibles, agitation presque convulsive.
— Chloroforme : six heures de sommeil paisible. —
Injections froides dans la veine ombilicale, annulant
complètement les tranchées utérines.*

Mme. Eugène V... m'envoya chercher, le 3 décembre 1852, à six heures du matin. Cette dame,
d'une bonne constitution, mais petite, nerveuse et

très-impressionnable, était au terme d'une troisième grossesse ; elle avait commencé à souffrir
seulement deux heures auparavant, mais ses douleurs se faisaient sentir principalement dans les
reins, et lui enlevaient tout son courage. Lorsque
j'arrivai, elle était assise dans un large bain de
siége que lui faisait prendre la sage-femme ; mais
chaque douleur, qui revenait toutes les quatre
minutes, la jetait dans une agitation dont la
violence augmentait sans cesse ; elle ne pouvait
plus rester dans son bain, elle se plaignait de
souffrir jusque dans les extrémités des pieds et
des mains ; elle demandait à grands cris d'être
au plus tôt délivrée de ses tortures, assurant
que, si elles se prolongeaient, elle sentait bien
qu'elle allait mourir : « Si vous ne pouvez m'accoucher, Docteur, disait-elle, endormez-moi, je
vous en supplie, endormez-moi. » On la fit sortir
du bain, et je pratiquai le toucher : le col était
dilaté de 3 centimètres environ, encore un peu
épais, surtout dans sa lèvre antérieure ; les parties extérieures étaient lubrifiées et bien disposées
à la dilatation. Nous nous hâtâmes de faire coucher la patiente, et comme les angoisses et les
contorsions augmentaient encore, je fis aussitôt
respirer une très-légère dose de chloroforme, avec
toutes les précautions que j'indiquerai ci-après :

la respiration resta calme ; le pouls , qui était à
plus de cent pulsations , tomba peu à peu à
soixante-dix , très-régulières , par minute. Nous
augmentâmes très-lentement les doses : aussi
cette dame nous dit plusieurs fois, avec une apparence de grand découragement : « Oh! vous ne
pourrez jamais m'endormir. » Nous avions commencé les inhalations à six heures et demie ; à
sept heures, elle dormait paisiblement , ne per-
cevait plus aucune souffrance , et les contractions
utérines, aussi régulières dans leur retour, avaient
déjà pris un peu plus d'énergie. Pendant plusieurs
de ces contractions, j'opérai la dilatation du col
utérin à l'aide de deux doigts introduits dans son
ouverture. A neuf heures, la tête, évidemment
très-volumineuse , était engagée dans le détroit
supérieur ; elle était coiffée par la lèvre antérieure de la matrice, encore un peu épaisse ; je
reportai cette lèvre fortement en haut, pendant
plusieurs douleurs, pour dégager la tête et faciliter
sa marche... Cependant les contractions utérines
devenaient très-fortes , mais elles s'arrêtaient
promptement , comme si un obstacle insurmontable s'opposait à leur effort : c'est qu'en effet il
y avait là une tête très-forte et un bassin un peu
étroit. Le détroit supérieur ne fut franchi qu'à
dix heures. Ce progrès nous fut aussitôt annoncé

par la nature des douleurs, qui devinrent plus fortes et plus prolongées. A onze heures, la tête était dans l'excavation ; une demi-heure après, elle faisait, à chaque douleur, bomber les parties extérieures, et tout annonçait que nous touchions au terme si long-temps désiré. Ainsi, depuis cinq heures, notre patiente, plongée dans un doux sommeil, la figure exprimant un bien-être et un calme parfaits, n'avait plus donné le plus léger signe d'impatience. Le contraste de cette heureuse et paisible situation avec l'extrême agitation qui l'avait précédée, jetait la sage-femme et les autres personnes présentes dans une véritable admiration. — Quelquefois seulement, quand je croyais devoir diminuer ou suspendre le chloroforme, une légère plainte accompagnait la douleur. Mais alors j'augmentais un peu la dose de ce médicament, et bientôt après, le sommeil devenait profond, l'insensibilité complète. Lorsque toute plainte cessait, la machine organique seule entrait en action ; mais, à la fin, la dose ayant été beaucoup augmentée, cette action diminua de force assez notablement pour que je fusse obligé d'éloigner pendant quelques instants le mouchoir... A midi, les contractions avaient repris toute leur puissance, une tête énorme franchissait la vulve ; je dégageai le bras droit,

puis, avec plus de difficulté, le bras gauche ;
tout cela, sans la moindre plainte et sans la
moindre connaissance de la mère. L'enfant respira immédiatement, mais ne cria pas ; la face
était rouge et la tête surmontée d'une bosse sanguine très-proéminente. Je coupai le cordon, je
le laissai saigner un peu : la rougeur de la face
disparut ; je plaçai la ligature ; on donna un bain
chaud à l'enfant, qui fit entendre des cris aigus ;
il pesait environ 4 kilogrammes 1/2. Cependant
la mère dormait toujours. A midi un quart, elle
se plaignit vaguement de douleurs de bas-ventre ;
l'utérus, en effet, se contractait sur le placenta ;
elle ouvrit les yeux et nous dit : « Mon Dieu ! je
vois bien que je vais encore avoir une couche
pénible comme à l'ordinaire ! » Elle n'avait évidemment aucune connaissance de ce qui s'était
passé. Un instant après, elle reprit : « Oh ! voilà
venir la douleur, endormez-moi, je vous en
prie. » Je craignis que le placenta ne se détachât ;
je me hâtai de faire plusieurs injections froides
dans la veine ombilicale, car je voulais déterminer de fortes contractions utérines, pour éviter
à la fois une hémorrhagie possible et les tranchées qui, à la dernière couche de cette dame,
l'avaient fatiguée pendant quarante-huit heures.
La patiente se plaignit de ressentir un froid inté-

rieur et une douleur nouvelle. Une dame, qui avait été témoin du calme procuré par le chloroforme, se hâta de lui en faire aspirer une forte dose : le sommeil fut immédiatement rétabli. Cependant l'utérus restait fortement contracté sur le placenta ; une légère traction sur le cordon le fit sortir et la matrice resta sans cesse resserrée, comme il arrive après les injections, non plus par une contraction alternative, mais par une contraction continue et sans douleur. 95 grammes de chloroforme avaient été employés.

La journée se passa sans aucune tranchée utérine ; la région lombaire était seulement restée douloureuse, et cette douleur augmentait un peu de temps en temps ; la nuit fut très-bonne et également sans aucune tranchée ; le pouls était à soixante battements, la peau un peu humide ; les lochies ordinaires ; en un mot, cet accouchement et les suites de cette couche, comparés aux précédents, jetaient dans l'étonnement les personnes qui en avaient été témoins.

Ces douleurs intolérables, cette agitation extrême et presque convulsive, nous les avions déjà observées chez cette dame, deux ans auparavant, dans son deuxième accouchement ; elles nous avaient contraint d'appliquer le forceps, aussitôt que les circonstances nous permirent d'en faire usage. Nous croyons que, dans ce cas, le chloroforme est bien préférable ; et, d'ailleurs, lorsque, dans ce dernier accouchement, nous avons été contraint par l'imminence des convulsions, d'employer ce médicament, il eût été de toute impossibilité de faire l'application de l'instrument. Cette observation est celle dans laquelle nous avons porté le chloroforme à la plus haute dose et prolongé le plus le sommeil (six heures et demie ; — 95 grammes). Elle nous fournit aussi un fait de plus à l'appui des avantages incontestables des injections froides dans la veine ombilicale, pour éviter les tranchées utérines après l'accouchement. (Voir, à ce sujet, le travail imprimé ci-après.)

Je dois faire connaître une circonstance qui rend ce fait intéressant, sous un autre rapport. Dans la crainte d'avoir encore à cette couche, comme à la seconde, un enfant très-volumineux, nous avions, après le quatrième mois de gestation, soumis cette dame à un régime très-peu abondant ; nous avions fait de mois en mois, trois fois de suite, une saignée de 400 à 500 grammes, et néanmoins l'enfant était aussi fort que le précédent : il pesait, comme nous l'avons dit, près 4 kilogrammes 500 grammes.

On a fait, contre l'emploi du chloroforme dans

la parturition normale, plusieurs objections; deux seulement semblent avoir quelque valeur, nous allons y répondre en peu de mots:

1°. Crainte de la mort. — Plus les faits se multiplient, et plus cette crainte va s'affaiblissant; or, c'est déjà par dizaine de mille qu'il faut les compter... et pas un seul accident n'y a encore été signalé (1); bien plus, j'affirme qu'à l'aide des précautions qui seront indiquées plus loin on peut, avec certitude, éviter jusqu'à la moindre pensée de danger.

2°. Hémorrhagie par inertie de la matrice. — Et d'abord, je n'ai jamais vu cette inertie se manifester alors, ni aucune perte sanguine se rattachant à ces inhalations. Aussitôt que la femme est revenue à sa connaissance, et même déjà auparavant, on sent en général l'utérus se contracter, comme dans les circonstances ordinaires; la délivrance est tout aussi prompte et les tranchées aussi fortes. Ensuite, la règle qui a été posée dans le travail suivant et dont j'ai donné un exemple remarquable dans la sixième observation (injections froides dans la veine ombilicale pour éviter les hémorrhagies et les tranchées utérines), cette

____

(1) Depuis que j'ai écrit ces lignes (juin 1852), un seul accident, non suivi de mort pourtant, a été signalé dans le *Bulletin de Thérapeutique.*

règle mettra constamment ceux qui voudront bien en suivre la pratique à l'abri de ces prétendus accidents. On voit donc à quoi se réduisent les objections faites à l'emploi de ce précieux médicament dans la parturition normale.

Je ne parle pas du mal qu'on avait d'abord supposé que le chloroforme pouvait faire à l'enfant : il est maintenant reconnu généralement que toujours il a été sans action appréciable sur le fœtus.

Ici je pourrais rapporter un certain nombre d'observations d'anesthésie, provoquée à l'occasion de version et d'application de forceps ; mais ce serait prolonger inutilement ce travail, parce que l'emploi du chloroforme est alors généralement admis ; je dirai seulement que, dans ces cas, il est nécessaire d'augmenter un peu la profondeur du sommeil, afin d'éviter entièrement la sensibilité dans l'application du forceps et de diminuer beaucoup la contraction utérine dans la version.... Au mois de juin 1853, je voulais terminer par la version, le plus promptement qu'il serait possible, un accouchement dans lequel il y avait procidence du cordon : c'était une femme de trente ans, primipare. Elle ne cessa, pendant l'opération, de proférer des discours plus ou moins bizarres qui faisaient beaucoup rire les assistants. Elle se réveilla seulement environ un quart d'heure après. Je lui demandai alors si elle allait nous faire passer ainsi toute la nuit (il était une heure du matin). Elle me répondit en se lamentant et s'excusant sur ce que ce n'était pas sa faute, parce qu'elle n'avait aucune douleur. Elle n'avait évidemment aucune connaissance de ce qui s'était passé et nous manifesta une joie bien vive quand elle apprit que tout était terminé.

Une circonstance dans laquelle le chloroforme trouvera encore son emploi nécessaire, est celle d'un travail rendu très-long par l'étroitesse assez considérable du bassin : ainsi, par exemple, au mois de mai 1853, une petite femme primipare, de vingt-deux ans, était en travail depuis quarante-huit heures (l'espace qui séparait les deux épines iliaques antérieures et supérieures était environ de 20 centimètres). Elle était épuisée de fatigue ; elle n'avait pas dormi une demi-heure depuis le commencement de ses douleurs. Je la plongeai dans une légère anesthésie pendant une heure ; les contractions étaient à peu près aussi fortes et semblaient même, pendant ce temps, un peu mieux soutenues qu'auparavant. Je suspendais ce sommeil pendant une heure, et puis je le reprenais une heure encore. Après chaque repos anesthésique, notre patiente n'était plus la même :

son courage était ranimé ; elle ne sentait plus ses fatigues, et c'est ainsi que nous avons pu la soutenir et la ranimer jusqu'à la fin, dans un travail qui a duré trois jours entiers.

Un certain nombre de faits semblent démontrer encore les grands avantages du chloroforme dans l'une des plus redoutables complications du travail de la parturition, je veux dire l'éclampsie. L'emploi de ce puissant modificateur dans des cas si graves, doit acquérir un nouveau degré de confiance par les exemples de guérison déjà nombreux, aussi publiés en Amérique ainsi qu'en Angleterre, de petits enfants aux prises avec des convulsions que rien n'avait pu calmer auparavant ; on sait l'analogie qui existe entre ces deux affections...

Voici une observation qui devra, je pense, donner une preuve de plus de l'efficacité du chloroforme dans l'éclampsie puerpérale.

SEPTIÈME OBSERVATION.

Mme. Gosselin (rue d'Auge) trente-six ans, primipare, d'une forte constitution, pendant les deux derniers mois de sa gestation, avait éprouvé un eczéma des deux jambes avec œdème énorme qui s'était montré aussi aux avant-bras et aux mains ; c'est pourquoi, redoutant l'éclampsie, je lui avais pratiqué une forte saignée, trois semaines avant l'accouchement. Elle fut prise des premières douleurs, presque toutes dans la région lombaire et avec contraction utérine très-faible, dans la matinée du 28 juillet 1852. La journée se passa ainsi, et le soir, cette dame, brisée par ses souffrances, éprouva quelques légères convulsions. La sage-femme, effrayée, m'envoya chercher à minuit. Je trouvai la malade très-agitée, accablée de fatigue, démoralisée, avec un pouls fort et fréquent ; une violente céphalalgie. Le col utérin était rigide, offrant une dilatation de 2 à 3 centimètres ; la tête, encore située au-dessus du détroit supérieur, pouvait à peine être touchée... Je pratiquai une saignée de 700 grammes, et néanmoins, dix minutes après, une forte attaque d'éclampsie se manifesta : les yeux et la bouche grimaçaient horriblement, les bras étaient agités, roidis, tordus, etc. Je versai promptement sur un mouchoir 3 grammes de chloroforme : la respiration se régularisa presqu'aussitôt, et le calme d'un sommeil paisible succéda à ce violent orage. J'en profitai pour assouplir et dilater le col utérin à l'aide de deux doigts introduits dans son ouverture.... Après avoir prolongé l'action du chloroforme un quart d'heure, nous en suspendîmes l'emploi : les dou-

leurs de reins avaient presque entièrement disparu, les contractions utérines devinrent beaucoup
plus fortes, et, à quatre heures, la dilatation du
col était complète, et la tête avait franchi le
détroit supérieur, mais la patiente se plaignait
alors d'une céphalalgie beaucoup plus grande;
elle devint très-agitée et fut bientôt reprise d'une
violente attaque d'éclampsie. Je fis aussitôt respirer une forte dose de chloroforme : le calme se
rétablit presque immédiatement, et je me hâtai
de faire l'application du forceps. Cependant on
continuait les inhalations, de sorte que l'accouchement se termina dans une insensibilité complète de la malade, provoquée à la fois par la
congestion cérébrale et par le chloroforme. L'enfant donna presque aussitôt des signes de vie; il
pesait environ 3 kilogrammes.... Le sommeil paisible, mais comateux, persista pendant six heures
encore, malgré l'emploi des sinapismes aux extrémités inférieures et des compresses froides sur
la tête. Mais, ayant alors combiné ces moyens
avec une nouvelle saignée de 400 grammes, la
malade ouvrit les yeux, me reconnut, apprit,
avec un sourire de bonheur, son heureuse délivrance et l'existence de sa petite fille.

Depuis ce moment, la céphalalgie et le sommeil allèrent en diminuant : quarante-huit heures

après, elle donnait le sein à son enfant, et ne se plaignait plus d'aucune souffrance.

Aujourd'hui, avril 1856, la petite fille et sa mère se portent fort bien.

Il ne faudrait pas conclure de ce travail que je conseille l'emploi du chloroforme, dans tous les accouchements. Il y en a, en effet, un grand nombre dans lesquels la marche de la nature est si simple, si franche, si prompte, si heureuse sous tous les rapports, qu'il serait alors évidemment ridicule d'en avoir même la pensée. Mais je suis convaincu que le temps n'est pas éloigné où des expériences plus nombreuses encore démontreront enfin la complète innocuité de ce puissant agent dans la parturition normale, et porteront les chirurgiens à en généraliser de plus en plus l'usage, en considération de ce grand calme qu'il procure aux pauvres patientes, calme qui influe si favorablement sur toutes les suites de leur couche, en leur évitant les angoisses des dernières douleurs et cet épuisement nerveux dont les conséquences sont si souvent fâcheuses; calme qui les rassure si parfaitement dans leurs grossesses suivantes, qu'elles n'éprouvent plus, vers la fin de leur terme, ces appréhensions extrêmes, ces funestes pressentiments, ces sinistres terreurs qui les torturent si souvent aux approches de ce grand et pénible travail... En attendant cet heureux progrès de notre art, en attendant que les craintes qu'ont fait naître quelques accidents, bien rares cependant, dans les grandes opérations chirurgicales, se soient entièrement dissipées (1), voici les circonstances dans lesquelles il me paraît convenable d'employer le chloroforme : 1°. opérations obstétricales en général, pour anéantir la douleur et faciliter la manœuvre par l'immobilité de la femme ; 2°. contractions utérines, menaçant par leur violence d'occasionner la rupture ou la déchirure plus ou moins considérable du périnée (on supprime alors par ce moyen une grande partie des contractions des muscles abdominaux, on ralentit et on diminue notablement aussi celles du diaphragme et de l'utérus) ; 3°. douleurs de reins fortes et prolongées, coliques vives, crampes, compression très-pénible du nerf sciatique, etc. ; 4°. agitation extrême chez une

(1) Une observation a été faite par M. Rikersteth et reconnue vraie par MM. Robert et Forget ; elle explique peut-être l'innocuité du chloroforme dans les accouchements, et ses dangers possibles dans les grandes opérations chirurgicales : je veux parler du retentissement que l'acte opératoire exerce sur l'économie, malgré l'état anesthésique, retentissement (traumatisme) qui contribue très-puissamment à l'affaissement, à la syncope et à la mort, et qui n'existe pas dans la parturition normale.

femme nerveuse allant presque jusqu'au délire et faisant craindre les convulsions; 5°. obstacle plus ou moins insurmontable aux progrès du travail, nécessitant le repos de la femme épuisée et aussi l'anéantissement de la *sensibilité animale*, qui rend aux contractions utérines toute leur liberté d'action (comme nous l'avons vu dans la cinquième observation) ; 6°. rigidité du col utérin, tension du périnée; 7°. éclampsie.

Parmi les precautions indispensables pour éviter toute espèce de danger dans l'emploi du chloroforme, l'une des plus importantes est d'être certain et de s'assurer par soi-même de sa parfaite pureté ; je rappellerai donc, en peu de mots, les moyens simples et faciles de reconnaître cette pureté.

Le D^r. Grégory, dans un mémoire lu, il y a six ans, à la Société royale d'Edimbourg, nous enseigne l'un de ces procédés : il attribue les accidents que peut produire le chloroforme à la présence de certaines huiles volatiles; ces huiles contiennent du chlore et ont une odeur désagréable; leur inhalation produit des maux de tête et un malaise inexprimable. On reconnaît cette altération de ce médicament, en le mélangeant avec l'acide sulfurique bien pur et sans couleur : on agite le mélange, et, si le chloroforme est altéré, l'acide prend une couleur jaune ou même brune. (Cet acide, en se chargeant de ces huiles, peut être un moyen de purification.) Une autre expérience, que j'ai souvent faite et qui est assez fidèle et beaucoup plus facile, consiste à verser quelques gouttes de chloroforme dans un petit verre d'eau fraîche : s'il est pur, il forme au fond du verre des globules parfaitement transparents; s'il est impur, ces globules sont d'un blanc opalin. Enfin, le chloroforme est souvent altéré par l'éther : dans ces cas, si l'on ajoute une petite quantité d'iode, on obtient une couleur rouge vermeille; tandis que, dans le chloroforme pur, il détermine une belle couleur violette.

Lorsqu'on a acquis par *soi-même* les preuves de la pureté du chloroforme, il faut encore, pour se garantir avec certitude de tout accident, mettre en œuvre les plus grandes précautions, une vigilance de tous les instants, surtout au commencement des inhalations : la patiente étant placée dans une position parfaitement horizontale, (ce qui est très-important), on éloigne et l'on rapproche le mouchoir selon que la respiration et la circulation, sans cesse consultées, se troublent ou se régularisent. Les doses sont aussi d'abord en général très-faibles; et ce n'est que quand les organes se sont, pour ainsi dire, familiarisés avec ce puissant agent que l'on peut, sans crainte, les augmenter pour arriver, par des nuances insensibles, jusqu'à ce degré de somnolence qui obscurcit, puis anéantit la sensibilité, et enfin, dans les grandes douleurs terminales, jusqu'à ce sommeil complet qui se prolonge souvent plusieurs minutes encore après l'accouchement, et qui, cependant, laisse au diaphragme et aux muscles abdominaux une grande partie de leur action et n'ôte rien ou presque rien à la puissance des contractions utérines.

C'est cet état d'insensibilité complète avec régularité parfaite des grandes fonctions, que M. Chassaignac a désigné sous le nom de *tolérance anesthésique*, et dans lequel nous avons vu arriver si promptement tous les sujets de nos observations. Quelques individus fort rares, paraissent réfractaires à cette *tolérance*, mais nous avons la conviction que la femme, arrivée à cette situation si favorable à l'heureuse issue de son travail, peut y être maintenue un temps très-long, sans le moindre inconvénient.

Nous venons d'énumérer les circonstances dans lesquelles surtout il est nécessaire d'administrer le chloroforme, nous allons maintenant indiquer les raisons puissantes qui militent en faveur de cet héroïque agent ; les causes de sécurité ainsi que les motifs de l'innocuité parfaite de son emploi dans les accouchements.

Parmi toutes ces circonstances, il en est une surtout, la quatrième, qui est peut-être la plus impérieuse, et sur laquelle nous croyons devoir revenir et insister davantage pour en faire mieux sentir toute l'importance, et en préciser mieux les symptômes : en elle se puise l'un des motifs les plus puissants en faveur de cette précieuse méthode : méthode bien précieuse, en effet, puisque, dans ces cas, elle peut faire éviter avec certitude l'éclampsie, si l'on est attentif à en distinguer les signes précurseurs, à en arrêter de bonne heure les funestes développements. Rappelons donc ici brièvement ces signes, sans négliger ceux qui précèdent le travail de la parturition : étourdissements, tintements d'oreilles, vertige et surtout œdème, non-seulement des membres inférieurs, mais surtout des supérieurs et même de la face. Voici ceux qui, pendant le travail, annoncent l'imminence de ce redoutable accident : douleurs violentes et prolongées, efforts d'expulsion presqu'incessants, congestion violacée de la face, tension des jugulaires, céphalalgie de plus en plus forte, quelquefois cécité plus ou moins complète. —Aussitôt que l'ensemble de ces signes se manifeste, hâtez-vous de recourir au chloroforme, car rien autre chose, pas même la saignée abondante, ne peut vous mettre à l'abri de cet imminent péril !... A peine le sommeil est-il produit, que vous voyez immédiatement disparaître toute cette série de mauvais symptômes pour faire place au calme le plus rassurant et le plus parfait. Les douleurs deviennent moins fréquentes, l'utérus seul entrant en contraction ; les veines se détendent, la face reprend sa teinte naturelle, la respiration devient plus longue et plus facile ; le pouls perd sa fréquence et sa dureté ; en un mot, rien ne trouble plus la marche prompte, naturelle, facile et heureuse de l'accouchement, et la mère et l'enfant ont évité un immense danger.

Le 14 janvier 1855, on vint, à six heures du soir, me chercher, de la part de Mlle. Dessillon, sage-femme, pour donner mes soins à Mme. Théré qui, au terme d'une troisième grossesse, était en travail depuis le point du jour. Mais les douleurs n'étaient grandes et très-rapprochées que depuis trois heures d'après-midi. Cette dame très-petite, dont le bassin est un peu étroit, d'un tempérament nerveux, très-impressionnable, paraissait exaspérée et épuisée par ses souffrances. La tête avait franchi le détroit supérieur, elle était dans l'excavation, mais encore un peu élevée, en posi-

tion occipito-cotyloïdienne gauche. Les contractions
avaient une grande violence ; elles se prolongeaient une minute environ et ne présentaient
entre elles que quinze à vingt secondes d'intervalle. A chaque douleur, tous les muscles du
tronc et des membres entraient en contraction ;
la face devenait violacée, les veines du front se
tendaient, les jugulaires acquéraient le volume
du doigt indicateur ; la céphalalgie, très-forte,
augmentait tellement alors que la malade assurait
qu'il lui semblait *qu'on lui fendait le crâne ;* le
pouls était dur et fréquent. La sage-femme affir-
mait qu'elle avait déjà observé plusieurs secousses,
évidemment convulsives ; tout indiquait l'imminence de l'éclampsie. Je me hâtai de faire respirer
d'abord un mélange de parties égales d'éther et
de chloroforme : le calme s'établit presqu'immédiatement, le pouls perdit beaucoup de sa fréquence, les douleurs furent plus longues et moins
rapprochées, la face devint moins rouge, les
veines moins tendues. Cependant, je n'arrivai au
sommeil complet qu'au bout de dix à quinze minutes. Le travail continua ainsi régulièrement,
dans un calme moral parfait, et avec beaucoup
d'énergie, pendant trois quarts d'heure. Je tou-
chai de nouveau, et ne trouvai pas le plus léger
changement. La tête paraissait invinciblement

arrêtée entre les deux tubérosités de l'ischion. J'augmentai un peu la dose de chloroforme, qui était administré pur depuis un quart d'heure, et j'appliquai le forceps avec quelques difficultés, à cause de l'étroitesse des parties, et la femme se trouvant posée à terre, sur un matelas. Je fis l'extraction d'une fille pesant environ 3 kilogrammes. Elle respira d'abord lentement et péniblement, mais elle ne tarda pas à reprendre toute l'énergie d'un enfant bien vivant et bien constitué. Cependant la mère demeurait toujours plongée dans son paisible sommeil, elle ne donnait aucun signe de sensibilité ni de connaissance. Elle ne se réveilla complètement qu'un quart d'heure après, à l'occasion de tractions exercées sur le cordon, par la sage-femme, et des tranchées qui expulsaient le placenta. Elle nous témoigna vivement sa reconnaissance et sa joie. Elle n'avait plus aucune apparence de congestion ni de douleur de tête... Elle donna le sein, deux heures après, à sa petite fille... Le 18 janvier (jour où nous écrivions cette observation), la mère et l'enfant se portaient bien.

Les faits d'éclampsie ne sont malheureusement pas rares. Il n'y a presque pas de mois que les journaux de médecine ne nous en rapportent quelques exemples. En voici un que nous avons rencontré dans la *Gazette des Hôpitaux* (p. 510), et qui, intéressant sous plusieurs rapports, nous retracera quelques-uns des signes précurseurs que nous avons rappelés; je l'abrègerai autant que possible.

« Une femme de vingt-cinq ans, primipare, était en travail (à terme) depuis cinq heures; les contractions étaient incessantes, énergiques; la tête était dans l'excavation, lorsque la malade dit à son mari : *Je ne te vois plus.* — Les douleurs continuèrent, et, cinq minutes plus tard, elle répéta : *je n'y vois plus* (elle était soutenue à genoux sur son lit); au même instant, elle y tomba privée de sentiment, en proie à de violentes convulsions de tout le corps et des muscles de la face. La langue était saisie entre les dents; un mucus bronchique, teint de sang, s'échappait par la commissure des lèvres; la respiration était râlante... Terminaison de l'accouchement par le forceps. L'enfant, à l'état d'asphyxie, put être rappelé à la vie... Les convulsions de la mère n'en persistèrent pas moins pendant dix-huit heures et faillirent lui coûter la vie. » Dans les cas heureux, il est rare de voir se prolonger les convulsions après l'expulsion du fœtus. Mais les conséquences de ce terrible accident sont bien souvent plus funestes encore.

Dans le même journal, quelques pages plus loin (numéro du 9 décembre 1854), nous trouvons un autre exemple d'éclampsie qui entraîna la mort de la mère et de l'enfant, bien qu'on se fût hâté de terminer l'accouchement en perforant le crâne du fœtus (ce qui était à la fois inutile et barbare chez une femme bien conformée et sur un enfant vivant), et malgré plusieurs larges saignées des deux bras et de la jugulaire, malgré aussi (ce qui nous paraît non moins barbare), l'opération de la trachéotomie et l'introduction d'une canule dans la trachée ; ici encore les convulsions se prolongèrent après la délivrance, et ne se terminèrent que vingt-quatre heures après, par la mort de cette pauvre femme.

Pendant vingt-cinq ans d'une pratique assez active, j'ai assisté à huit cents accouchements environ ; j'ai été témoin de quatre cas d'éclampsie, dont deux entraînèrent la mort de la mère et de l'enfant... Un cinquième cas, dont une dame de ma clientèle fut victime à la campagne, quelques jours avant son terme, pourrait porter, si je le comptais, la proportion de l'éclampsie à cinq sur huit cents. Mais n'admettons, si vous le voulez, que les quatre cas dont j'ai été témoin. Nous avons vu, dans un auteur anglais, une statistique de dix mille accouchements sous l'influence du chloroforme, sans aucun accident mortel. Or, sans parler des autres inconvénients et dangers que les douleurs et les contractions violentes peuvent occasionner, et sur lesquels nous reviendrons, en tenant compte seulement des cas d'éclampsie évités dans ces dix mille accouchements, si la proportion que nous avons indiquée est exacte (et nous ne la croyons pas exagérée), on voit qu'ici on a évité quarante fois ce redoutable accident, et sauvé vingt fois la vie de la mère et celle de l'enfant. Il nous paraît évident que personne ne pourrait raisonnablement mettre en parallèle ces avantages incontestables avec les chances des dangers *imaginaires* qu'aura pu faire courir à ces femmes le chloroforme; nous disons imaginaires, nous le prouverons bientôt.

Nous avons vu, dans le premier fait que nous avons extrait de la *Gazette des Hôpitaux,* la femme en travail perdre la vue par la suite de la congestion cérébrale : cet accident, nous l'avons rencontré deux fois dans des circonstances semblables : chez l'une de ces femmes, la cécité persista deux mois entiers, et encore la vision ne reprit jamais sa première énergie.

Outre ces diverses circonstances, plus ou moins graves, qui nécessitent l'emploi du chloroforme dans les accouchements, toutes les con-

sidérations dans lesquelles est entré dernièrement
M. Jobert de Lamballe, dans son intéressant mémoire, lu à l'Académie des Sciences, sur le
retentissement de la douleur sur l'organisme, nous
fournissent encore de bien puissants motifs en
faveur de l'emploi de ce précieux anesthésique.
Cet éminent praticien démontre que « *la fièvre*
« *nerveuse*, aussi dangereuse que le *delirium*
« *tremens*, est d'autant plus à redouter que le
« sujet est plus excitable ; elle est provoquée par
« l'ébranlement du système nerveux sous l'in-
« fluence de la douleur, quelle que soit d'ailleurs
« *la cause qui y ait donné naissance...* Nous posons
« en fait » dit plus loin M. Jobert, « que toute
« douleur continue et violente peut devenir la
« source d'accidents redoutables... » Après avoir
cité plusieurs faits à l'appui de son opinion, il en
fait ressortir la nécessité évidente de diminuer ou
d'abolir la douleur, afin d'éviter ses funestes
effets, rapides ou lents, sur le système nerveux,
et il termine ainsi : « L'expérience m'a appris
« combien le chloroforme est utile, non-seule-
« ment pour modérer et éteindre la douleur,
« mais encore pour prévenir la *fièvre nerveuse*,
« le *delirium tremens*, un trouble indéfinissable
« et l'*affaissement de l'organisme* qui résulte de
« l'épuisement par la douleur. » Il affirme même

que la réunion des plaies se fait bien plus promptement, « le sang ne perdant, par l'emploi « du chloroforme, *ni sa plasticité ni sa vita-* « *lité...* » Nous savons bien que M. Jobert fait plus particulièrement application de toutes ces considérations aux douleurs déterminées par les opérations chirurgicales ; mais, dans plusieurs passages, il a manifestement généralisé sa pensée, et, s'il ne l'eût pas fait lui-même, nous l'eussions fait à sa place ; car, bien évidemment, tout ce qu'il dit de cet ébranlement du système ner- veux, de cet *affaissement* de l'organisme, de ce sang qui perd sa plasticité et sa vitalité dans l'*épuisement par la douleur* ; tout cela peut aussi bien être la conséquence fatale de certaines dou- leurs excessives, incessantes et très-prolongées dans le travail de la parturition. De là, quelque- fois ces fièvres puerpérales, de mauvais caractère, compliquées de symptômes ataxiques, adyna- miques et putrides.

Voilà donc encore quelques-unes des terribles conséquences que peut faire éviter alors l'emploi du chloroforme. Ce qu'il y a de certain, c'est qu'il nous est impossible de préjuger la somme de douleur que chaque individu peut supporter impunément. En 1825, j'assistais à une opération de lithotomie, pratiquée par Dupuytren sur un homme de quarante-cinq ans. Ce malade, très-irritable mais très-courageux, supporta cette opération sans proférer une plainte ; elle dura dix minutes seulement ; il n'y eut aucune hémorrhagie. Le malade, reporté dans son lit, y resta calme, mais dans un état d'affaissement profond. Deux heures après, il était mort... Je ferai remarquer, en passant, que, s'il eût été soumis au chloroforme, on n'aurait pas manqué d'accuser l'anesthésie de cet accident... Mais que dis-je ? si ce précieux médicament eût été connu alors, il aurait sauvé ce malade. Quoi qu'il en soit, on ne trouva rien à l'autopsie capable d'expliquer cette mort rapide ; et, le lendemain matin, notre célèbre professeur, dans une magnifique dissertation, nous démontra que l'homme ne peut dépenser impunément qu'une certaine dose de sensibilité ; que, de même, qu'il peut mourir dans une hémorrhagie, par la perte d'une quantité de sang trop considérable, de même il peut succomber sous l'influence d'une douleur violente et prolongée, par la déperdition d'une quantité de sensibilité excessive... Tous ces faits et raisonnements sont parfaitement applicables aux très-grandes douleurs de l'enfantement, et ils nous semblent imposer rigoureusement à l'accoucheur cette loi, qui résume presque toutes celles que

nous avions déjà formulées : Dans tous les accouchements, lorsque les douleurs sont violentes,
presque continuelles, ayant déjà duré long-temps,
occasionnant une agitation et un découragement
extrêmes, lorsque surtout se manifestent des
symptômes de congestion cérébrale, se hâter
d'employer le chloroforme.

CAUSES DE SÉCURITÉ PARFAITE, MOTIFS DE L'INNOCUITÉ COMPLÈTE DU CHLOROFORME DANS LE TRAVAIL DE LA PARTURITION.

Nous avons, je crois, démontré qu'en suppo-
sant même (ce qui n'est pas) qu'il y eût
quelque possibilité de danger dans l'emploi du
chloroforme, il y aurait encore avantage immense
à le mettre en usage dans un certain nombre de
circonstances que nous avons spécifiées ; prou-
vons maintenant pourquoi et comment cet héroïque agent d'anesthésie, employé dans ces cas,
à l'état de pureté et avec les précautions que
nous avons indiquées, est toujours exempt de
danger, et, par conséquent, ne doit inspirer
aucune inquiétude.

M. Ancelon, dans un mémoire lu à l'Académie
des Sciences (séance du 9 octobre 1854), intitulé : *De l'aptitude anesthésique des sujets pour le*

chloroforme et du dosage de cet agent, est venu jeter de précieuses lumières sur ce sujet, et ajouter à tous ceux que nous possédions déjà de bien puissants motifs de sécurité. Il a démontré, par des faits nombreux, que l'anesthésie est *d'autant plus rapide, d'autant plus inoffensive que l'estomac est depuis long-temps en état de vacuité.* Or, cet état de vacuité de l'estomac est précisément celui dans lequel se trouve presque constamment la femme en travail d'enfantement, lorsqu'on est appelé pour lui donner des soins. Il a vu que, dans l'état de plénitude de l'estomac, au contraire, il se produisait toujours, sous l'influence du chloroforme, *une agitation extrême, une indigestion violente avec syncope et météorisme de l'estomac,* qui pouvait faire périr les sujets par une asphyxie semblable à celle qui tue les animaux météorisés, ou à cet état syncopal des indigestions graves, désigné jadis par le nom *d'apoplexie gastrique...* Il a constaté que les sujets complètement à jeun depuis douze, quinze, vingt heures, restent calmes à la première approche de l'appareil anesthésique, et cèdent, facilement, sans agitation et sans lutte, à de petites doses de chloroforme ; que, généralement, les femmes s'endorment plus facilement que les hommes, surtout celles dont la digestion est ordinairement

prompte et qui supportent difficilement la diète :
dans ces cas, il a vu constamment l'absorption
du chloroforme très-prompte et très-facile, et,
bien souvent, quatre à cinq gouttes suffire pour
provoquer une anesthésie parfaite et prolongée.
Il est convaincu enfin qu'en ne perdant pas de
vue des dispositions spéciales, qu'en modérant
les doses du chloroforme selon les aptitudes
anesthésiques, on évitera toujours avec certitude
les accidents. Nous avons pu bien des fois véri-
fier l'exactitude des observations de M. Ancelon :
nous partageons entièrement toutes ces idées et
toutes ces convictions... Mais nous ne pouvons
également adopter la règle qu'il a posée de ne
jamais dépasser, dans les opérations, la dose de
19 grammes de chloroforme, et il nous est impossible de comprendre sur quoi il a pu fonder
un pareil précepte, qui est en contradiction avec
les observations de tous nos grands chirurgiens.
Mais, si cette règle pouvait trouver son application
dans les opérations chirurgicales en général, il
n'en saurait être ainsi dans les accouchements ;
elle est ici en opposition avec presque toutes nos
observations ; et nous sommes convaincu, au
contraire, que, lorsque, à l'aide des précautions
que nous avons indiquées, on est parvenu à produire ce que nous avons appelé la *tolérance anes-*

thésique, la quantité du chloroforme et la durée de l'anesthésie ne sont plus à prendre en aucune considération, pourvu que les doses successivement employées soient toujours minimes et seulement suffisantes pour entretenir l'insensibilité nécessaire... C'est ainsi que nous avons pu faire dormir pendant quatre heures, avec 35 grammes de chloroforme, le sujet de notre première observation, et celui de la sixième, pendant six heures, sans interruption, avec 95 grammes... Nous avons fait plus : chez une dame affectée d'un cancer du rectum, dont les prolongements avaient envahi presque toute l'excavation du bassin, pour calmer des crises excessivement douloureuses, qui s'accompagnaient d'efforts d'expulsion analogues à ceux du travail de l'enfantement, nous avons provoqué le calme et le sommeil, d'abord deux fois par jour, puis enfin jusqu'à cinq fois en vingt-quatre heures; chaque sommeil artificiel, de trente à cinquante minutes, était suivi d'un calme complet, variant de quatre à six heures; nous avons consommé ainsi 640 grammes de chloroforme en quinze jours, et alors la santé générale ne paraissait nullement en avoir souffert. Quoi qu'il en soit, avec les préceptes, les précautions et les faits indiqués par M. Ancelon, nous arriverons à nous établir dans une sécurité plus parfaite encore, s'il est possible, et nous y puisons de nouvelles espérances pour fonder solidement et généralement la croyance à l'innocuité complète du chloroforme, dans les accouchements.

Quant à nous, les motifs de notre sécurité sont immenses, et nous les avons puisés dans deux ordres de faits: 1°. ceux relatifs aux opérations chirurgicales en général ; 2°. ceux observés dans *l'anesthésie obstétricale* en particulier.

Dans le premier ordre, quelques faits considérables nous ont particulièrement frappé, et ils sont en effet bien capables de faire une vive impression sur tous les esprits. On sait que les chirurgiens de l'Hôtel-Dieu de Paris se montrèrent, dès le principe, les plus zélés partisans des anesthésiques. M. Roux, particulièrement, ne faisait jamais une opération un peu grave, sans y avoir recours : eh bien ! plus de huit mille fois déjà le chloroforme a été employé dans les différents services de ce vaste hôpital, sans que l'on puisse citer un seul accident. Et n'allez pas croire qu'ici les précautions et les doses se raprochent de celles indiquées par M. Ancelon ; il n'en est rien : au contraire, sauf l'examen du pouls, consulté sans cesse avec soin, aucune attention bien rigoureuse sur les doses successives et les quantités. J'assistais là, au mois de septembre dernier, à la dissection lente et minutieuse d'un cancroïde ayant envahi le côté droit du nez, la lèvre supérieure, et jeté des racines jusque dans les parties profondes des fosses nasales ; cette opération dura plus d'une demi-heure ; de temps en temps, l'on faisait inspirer de nouvelles doses de chloroforme : et chaque fois, l'élève chargé de ce soin faisait tomber d'un large flacon sur la compresse, non pas 3 *ou* 4 *gouttes*, mais bien 3 ou 4 grammes au moins de ce médicament ; de telle sorte qu'à la fin, ayant examiné ce flacon, je trouvai qu'on en avait dépensé au moins 40 grammes. Si nos renseignements ne nous trompent pas, les hôpitaux de la Charité et du Val-de-Grâce sont également restés exempts d'accidents, et compteraient un nombre presque égal d'opérations pratiquées avec l'aide du chloroforme. Dans un voyage que nous avons fait à Londres, au mois d'août dernier, on nous a assuré que, sur dix mille cas semblables, à l'hôpital St.-Barthélemy, on n'avait pas non plus rencontré un seul accident. Nous sommes autorisé, par M. Le Prestre, chirurgien en chef de notre hôpital de Caen, à dire que, sur près de cinq cents opérations qui ont été faites sous l'influence du chloroforme, il n'a rencontré non plus aucune apparence d'accident. L'auteur du travail cité plus haut, M. Ancelon, sur deux cents cas, n'a pas eu d'insuccès à constater ; enfin, s'il nous est permis de nous citer nous-même, sur trois cents cas environ, nous n'avons jamais remarqué le moindre phénomène ayant pu exciter en nous la plus légère crainte (1). En présence de tous ces faits, et nous pourrions les multiplier beaucoup, que doit-on penser de la terreur, véritablement *panique*, des adversaires du chloroforme ? Nous ne prétendons pas pour cela nier absolument tous ses dangers, mais il nous semble que nous avons le droit d'exiger qu'on nous accorde que, même dans les opérations chirurgicales, ils sont infiniment minimes.

Faits du second ordre. — Comparons maintenant l'emploi du chloroforme et ses dangers possibles, peut-être, dans les opérations chirurgicales en général, avec l'anesthésie obstétricale en particulier ; considérons, d'un côté, le malade

______

(1) A l'Académie des sciences (séance du 5 mars dernier), M. Mounier, professeur au Val-de-Grâce, a communiqué une note dans laquelle il rapporte que, sur environ douze cents blessés opérés par lui après les batailles de l'Alma et d'Inkerman, et tous soumis au chloroforme, il n'a pas eu le moindre accident à combattre. Plus récemment encore, M. Baudens a déclaré que, sur vingt-cinq mille opérations pratiquées en Crimée sous l'influence du chloroforme, toutes l'avaient été avec la plus complète innocuité.

qui va subir une opération grave, et, de l'autre, la femme en travail d'enfantement normal. Dans le premier cas, le patient, déjà plus ou moins affaibli par les souffrances, la diète, la fièvre, etc., d'une maladie plus ou moins ancienne, est apporté sur la table de l'amphithéâtre; sa préoccupation, son inquiétude, souvent très-fortes, le prédisposent à une sorte *d'intolérance anesthésique*; sa respiration n'a ni largeur, ni régularité, ni profondeur... Déjà vous avez dépensé une grande dose de chloroforme, et cependant son agitation persiste : il se débat, fait des efforts violents, repousse le mouchoir, contracte tous ses membres ; il s'écrie qu'il ne dort pas, qu'il ne veut pas que l'on *commence encore*... Enfin, il paraît se calmer, il délire même, il est pour ainsi dire saturé de chloroforme : vous le pincez, il retire sa main ; vous commencez l'opération, il pousse des cris, quoique bien souvent, quand tout est terminé et qu'il est bien réveillé, il avoue qu'il ne se rappelle rien et qu'il n'a rien senti. De là, la difficulté de préciser avec certitude l'instant ou l'anesthésie est suffisante; de là, la crainte continuelle de tomber dans un excès dangereux. Dans le second cas, au contraire, la femme est dans un état de santé parfaite; tout ce qu'elle éprouve, toutes ses douleurs sont dans l'ordre physiologique; elle n'appréhende rien, elle n'a qu'une seule inquiétude : la crainte de ses souffrances actuelles; qu'un seul désir : celui de les voir promptement cesser. Aussi, voyez avec quelle ardeur et quel abandon elle aspire et inspire largement et profondément la bienfaisante et libératrice liqueur !... Quelques gouttes et quelques secondes ont suffi : déjà elle est plus calme. Encore, encore, s'écrie-t-elle ! Une faible dose est ajoutée : une minute à peine s'est écoulée, et la voilà déjà plongée dans un sommeil paisible... Continuéz, n'ayez pas peur; n'est-elle pas à jeun, selon les préceptes de M. Ancelon? Les doses successives nécessaires ne sont-elles pas très-faibles? N'est-elle pas dans une position horizontale? Et, plus que tout cela, n'a-t-elle pas, dans son travail de parturition, une disposition toute spéciale à éprouver et à supporter, sans agitation préalable, facilement, promptement et long-temps, la *tolérance anesthésique?* Ici, enfin, point de *traumatisme* possible. (Nous avons dit ailleurs l'influence puissante et terrible de ce phénomène nerveux sur les dangers du chloroforme.)

Mais voici maintenant ce qui assure un avantage immense à *l'anesthésie obstétricale :* Deux questions infiniment importantes sont toujours en

présence du chirurgien, dans l'emploi du chloroforme : 1°. Comment reconnaître que l'anesthésie
est suffisante ? 2°. Qui vous indique qu'elle n'est
pas excessive ? Il est d'une importance très-grave,
nous disent, avec M. *Flourens*, tous les physiologistes modernes, de ne jamais éthériser le
nœud vital ou *la moelle allongée ;* il ne faut jamais
dépasser l'éthérisation des lobes cérébraux ! Bichat nous aurait dit, lui : Je vous abandonne la
vie animale ; mais ne touchez pas à la vie, à la
sensibilité organiques. Voilà une règle bien importante, bien claire, bien précise ; mais malheureusement, dans les opérations chirurgicales en
général, comme nous l'avons vu plus haut, il est
souvent bien difficile de saisir le degré exact, le
point fixe entre ces deux limites extrêmes pour
répondre avec certitude à ces deux graves questions. Eh bien ! dans le travail de la parturition,
au contraire, le point où vous pouvez et vous
devez vous arrêter avec certitude et sécurité, est
toujours clair et précis : 1°. La femme a cessé
ses cris et ses plaintes ; ses traits respirent le
calme et le bien-être ; son pouls, moins fréquent,
est régulier ; sa respiration large, égale, facile...
Arrêtez-vous !... 2°. L'utérus continue ses contractions avec régularité et énergie... Soyez sans
crainte ; continuez votre anesthésie : la vie orga-

nique est intacte ; vous n'avez pas dépassé l'éthérisation des lobes cérébraux (1).

(1) L'utérus, viscère musculaire de la vie organique, comme organe
de la gestation, se rattache à l'une des principales fonctions de la vie
animale : *la gestation*. Il participe donc, pour ainsi dire, aux deux
vies à la fois, et peut être considéré, pendant l'anesthésie, comme la
sentinelle avancée de la vie organique, chargée de jeter le cri d'alarme,
lorsque la vie animale à laquelle elle est intimement unie est trop
profondément éteinte. Alors, en effet, vous voyez cet organe diminuer,
suspendre même ses contractions, et cependant, la respiration et la
circulation se font encore régulièrement... Mais vous voilà averti,
suspendez le chloroforme, et n'y revenez, par des doses modérées, que
quand les contractions utérines auront repris leur première énergie.

Nota. Ce travail a été couronné par la Société médico-
chirurgicale de Bruges (prix d'accouchement, année 1854).

MÉMOIRE

SUR LES

TRANCHÉES UTÉRINES ET LES HÉMORRHAGIES

APRÈS L'ACCOUCHEMENT.

Les hémorrhagies, après l'accouchement, ont été l'objet de travaux importants et nombreux. Des moyens variés et plus ou moins efficaces ont été indiqués et mis en usage, parmi lesquels la compression de l'aorte paraît occuper le premier rang, bien qu'elle n'ait pas encore réuni tous les suffrages. Mais ce qui manquait à la science, ce qu'aucun praticien n'avait encore cherché à découvrir, c'était un remède préservatif, un moyen par lequel on pût, *avec certitude*, s'opposer aux causes de ce redoutable accident et, par conséquent, l'empêcher de se produire.

Les tranchées utérines ont été, au contraire, très-négligées par les auteurs. Les causes en ont été très-vaguement indiquées, et c'est à peine si quelques moyens calmants ont été conseillés, tant on a généralement regardé ces douleurs comme naturelles, inévitables et même nécessaires, pour opérer le dégorgement de l'utérus.

Je me propose donc d'examiner aujourd'hui ces deux sortes d'accidents, et d'indiquer les moyens à l'aide desquels on peut, non pas les combattre, mais les prévenir *certainement* et *toujours*.... Ce travail sera presqu'entièrement dépourvu de théories scientifiques, l'important, en médecine pratique, consistant beaucoup plus en procédés efficaces qu'en systèmes plus ou moins ingénieux, mais le plus souvent inutiles aux malades et aux médecins.

1. HÉMORRHAGIES IMMINENTES APRÈS L'ACCOUCHEMENT.

Une objection qui se présentera d'abord à l'esprit de plusieurs, et qui m'a déjà été faite par quelques accoucheurs peu observateurs, est celle-ci : Comment prévoir qu'une femme sera prise d'hémorrhagie après son accouchement ; et, si rien ne fait prévoir cet accident, pourquoi s'occuper de le prévenir? N'est-ce pas combattre un véritable fantôme? A cette objection spécieuse, voici ce que la science et l'expérience répondent : Lorsqu'une femme a éprouvé, après ses deux ou trois premiers accouchements, une hémorrhagie grave et alarmante, on peut être certain qu'elle se renouvellera dans une prochaine parturition, et même il arrive presque toujours que cet accident est beaucoup plus redoutable dans les derniers accouchements que dans les premiers. On conçoit, en effet, que la cause ordinaire de la perte du sang, l'inertie, le défaut de contraction des parois utérines, devient de plus en plus prononcée, à mesure qu'une série de grossesses a débilité et relâché davantage les fibres de cet organe.

Parmi les divers moyens que la science possède et peut opposer à ce danger menaçant, le plus simple et le plus efficace est, bien certainement, le seigle ergoté donné quelques minutes avant la sortie de l'enfant. Mais l'expérience a démontré que l'action de ce médicament n'est pas infaillible et qu'elle est même complètement nulle sur un certain nombre de sujets; de sorte qu'il serait très-imprudent de s'en rapporter, dans un cas aussi grave, uniquement à ce seul moyen. Depuis vingt ans au moins, j'ai opposé à cette malheureuse prédisposition, en outre du seigle ergoté *avant*, les *injections froides* dans la *veine ombilicale*, *après* l'accouchement; et cela avec un tel avantage, avec un si constant succès, que je regarde maintenant cette disposition hémorrhagique comme une circonstance fort simple et qui ne m'inspire plus la moindre inquiétude. Ce *traitement combiné* paraît tellement rationnel, qu'il est inutile d'en démontrer l'efficacité par de nombreuses observations. Je me contenterai de rapporter les deux suivantes, dont la première renferme à la fois la preuve de la vertu des deux moyens et celle de l'insuffisance du *seigle ergoté* employé seul, à la manière ordinaire : les faits relatifs aux *tranchées utérines* viendront d'ailleurs, pour la plupart, à l'appui de cette démonstration.

PREMIÈRE OBSERVATION.

Mme. Douin, âgée de vingt-huit ans, d'un tempérament sanguin-nerveux et d'une faible constitution, était bientôt arrivée au terme d'une quatrième grossesse. Les autres accouchements et *surtout le dernier*, avaient été suivis, immédiatement après le décollement du placenta, d'une perte si considérable, que la mort avait été imminente ; la dernière avait été si forte et si opiniâtre, que, malgré une énorme quantité d'eau froide versée avec force sur le ventre et les cuisses, le sang ne s'était arrêté que pendant une syncope très-prolongée, et cette dame avait été ensuite fort long-temps dans un tel état de faiblesse, que, six semaines après, elle pouvait à peine soulever ses bras et se remuer dans son lit (elle habitait alors un bourg à quelques lieues de Caen). Une chose digne de remarque, c'est que sa mère, qui avait eu trois enfants, avait éprouvé elle-même, après chacun de ses accouchements, des hémorrhagies violentes et opiniâtres. De nombreux faits semblables semblent démontrer que cette prédisposition hémorrhagique provient d'une conformation organique particulière, héréditaire.

Les parents, et particulièrement le mari de cette dame, étaient fort alarmés sur les suites de cette quatrième grossesse. Ce dernier vint me raconter les circonstances déjà rapportées plus haut, et me faire part de ses vives inquiétudes.

Le médecin du bourg qu'il habitait autrefois lui avait toujours dit que rien ne pouvait remédier à cette prédisposition fâcheuse ; c'est pourquoi il parut extrêmement surpris, lorsque je lui donnai l'assurance positive *que, cette fois, l'hémorrhagie n'aurait pas lieu.*

Les douleurs avaient commencé à sept heures du soir (8 août 1835) ; à dix heures, l'accouchement était sur le point de se terminer. Je délayai alors 2 grammes de seigle ergoté en poudre dans 1/2 verre d'eau rougie sucrée, et je le fis prendre entre deux douleurs. Dix minutes après, l'enfant fut expulsé par les contractions utérines naturelles. La matrice resta légèrement contractée sur le placenta, mais je ne vis rien qui démontrât clairement l'action du médicament. Une demi-heure après, j'administrai une dose semblable de seigle ergoté ; je pratiquai de légères frictions sur le bas-ventre : bientôt des douleurs faibles et éloignées se firent sentir, mais le placenta restait toujours adhérent, peu à peu elles perdirent toute énergie ; elles disparurent enfin complètement, et je craignis que, la matrice tombant dans l'inertie, et le placenta venant à se détacher, cette terrible hémorrhagie ne se produisît de nouveau. Je me disposai donc promptement à faire des injections. En conséquence, je versai un verre de vinaigre dans cinq verres d'eau très-froide, et j'injectai environ 200 grammes de ce liquide dans la veine ombilicale : il se manifesta aussitôt une sensation de froid dans le fond de l'utérus et presque en même temps une contraction bien évidente de cet organe. Quelques minutes après, j'injectai encore un demi-verre de cette eau acidulée, et alors la douleur devint plus forte, la matrice se durcit davantage ; je fis, avec confiance, une traction modérée sur le cordon, après quoi le placenta se détacha sans la moindre difficulté, la contraction utérine continua sans interruption, et il n'y eut nulle apparence d'hémorrhagie... Cette dame, qui n'a pas nourri son enfant, s'est levée dans la sixième journée, et sa santé a été ensuite très-bonne.

Deux ans après, la même personne est accouchée pour la cinquième fois. J'ai encore eu recours au seigle ergoté employé à la même dose, et aussi un quart d'heure avant la sortie de l'enfant. Mais, comme cette fois les contractions utérines paraissaient assez énergiques, je crus pouvoir négliger les injections; il y avait plus d'une demi-heure que l'enfant avait été expulsé, je profitai d'une douleur assez forte pour exercer des tractions sur le cordon: le placenta se détacha facilement et sortit parfaitement intact ; cependant, presque aussitôt une hémorrhagie forte et opiniâtre se manifesta, et je me promis bien que, si cette dame me faisait appeler une autre fois, dans une circonstance semblable, je ne manquerais pas d'employer les injections.

DEUXIÈME OBSERVATION.

Une jeune femme, de Mondeville, d'un tempérament sanguin-lymphatique, était grosse pour la troisième fois, lorsqu'elle vint me faire part de ses vives inquiétudes, en septembre 1845. Elle me raconta que, dans ses deux premiers accouchements et surtout après le deuxième, elle avait éprouvé des hémorrhagies tellement abondantes, que, malgré un déluge d'eau froide dont on l'avait arrosée, le sang ne s'était arrêté que pendant une épouvantable syncope ; que, pendant plusieurs semaines, elle était restée dans son lit tout épuisée et sans forces, incapable de nourrir ses enfants, puisque la sécrétion du lait avait manqué complètement, et que la sage-femme lui avait dit, que, si jamais elle redevenait enceinte, elle y périrait très-probablement.

Je rassurai cette femme contre ce prétendu danger, avec une telle force de conviction, que son courage fut aussitôt ranimé. Je l'engageai à venir se fixer à Caen, quelques jours avant le terme de sa grossesse, pour que nous fussions plus à portée de lui donner les soins que réclamerait sa position : elle me le promit.

Au 5 janvier suivant, qui était l'époque présumée de son accouchement, elle éprouva quelques légères douleurs utérines, qui furent suivies, d'un écoulement, par le vagin, d'eaux assez abondantes, qui fluaient peu à peu et presque continuellement. Comme elle était restée à la campagne, je fis une ordonnance que la sage-femme fut chargée d'exécuter elle-même très-exactement. Elle devait donner 2 grammes de seigle ergoté environ un quart d'heure avant la sortie de l'enfant, une dose pareille aussitôt après ; elle ne devait exercer aucune traction sur le cordon, me réservant de faire moi-même les injections.... Cependant les jours suivants les contractions utérines se ralentirent et disparurent presqu'entièrement ; elles n'étaient plus manifestées que par quelques très-légères douleurs de reins, accompagnées et suivies presque toujours de l'écoulement d'une sérosité limpide plus ou moins considérable. La mère de cette femme vint, le 24 janvier, me donner de ses nouvelles : elle me dit que, depuis quinze jours, sa fille était toujours dans le même état ; que jusqu'alors elle avait été très-faible et fatiguée, mais que la matinée de ce jour elle avait éprouvé plusieurs douleurs un peu plus marquées et suivies d'un écoulement d'eaux plus abondantes qu'à l'ordinaire. Je lui conseillai de faire administrer quelques décigrammes de seigle ergoté deux ou trois fois, à une demi-heure d'intervalle, et de m'envoyer chercher si le travail de l'accouchement prenait une certaine énergie. En effet, on vint me chercher à huit heures du soir ; mais, loin que les contractions utérines fussent devenues énergiques, il me fut impossible, pendant une heure entière, d'apprécier, par la main posée sur le fond de l'utérus pendant les douleurs les plus fortement senties par la femme, d'apprécier, dis-je, le plus léger mouvement, la plus faible induration du corps de cet organe. Au reste, ces douleurs consistaient en une sensation pénible dans la région lombaire, très-fugitive, accompagnée toujours de l'écoulement dont j'ai parlé, mais qui n'arrachait aucune plainte à la patiente.

La tête était encore au-dessus du détroit supérieur, le col presqu'entièrement dilaté ; nulle apparence de la poche des eaux ; j'administrai 2 grammes de seigle ergoté : les douleurs de reins furent peut-être un peu plus fortes, mais il n'y eut évidemment aucune contraction utérine. Trois quarts d'heure après, même dose : résultat aussi nul que la première fois. A onze heures, la tête était toujours dans la même position, le col était entièrement effacé et dilaté. A une heure du matin (25 janvier), les douleurs des reins devinrent plus fortes, les eaux s'écoulèrent abondamment. Les douleurs ensuite diminuèrent peu à peu et la femme s'endormit. A six heures, elles se ranimèrent un peu ; à sept heures, elles étaient à peu près nulles, la tête avait franchi le détroit supérieur, elle se présentait dans la position occipito-cotyloïdienne gauche. Il semblait que quelques contractions un peu énergiques eussent suffi pour provoquer l'expulsion du fœtus, mais elles continuaient d'être nulles ou presque nulles. La femme se leva, on la soutint, on la fit marcher un peu ; elle prit 3 grammes de seigle ergoté : tout cela resta sans succès. J'envoyai chercher de nouvelles doses de ce médicament et aussi 2 grammes de poudre de sabine. A neuf heures, je n'avais encore senti au fond de l'utérus aucune contraction manifeste ; je donnai encore 3 grammes de seigle ergoté : une demi-heure après, rien de remarquable. J'administrai alors 75 centigrammes de poudre de sabine : un quart d'heure après, je crus sentir une légère contraction utérine ; la femme ressentit aussi une douleur plus forte et plus prolongée ; la tête était bientôt au passage. La poche des eaux était saillante et tendue ; on fit coucher la femme : les douleurs se rapprochèrent, mais toujours faibles et sans contraction utérine bien prononcée. A dix heures, je déchirai la poche des eaux, après plusieurs tentatives de pincements énergiques avec les ongles, tant elle était dure et résistante : les eaux s'écoulèrent en abondance. A dix heures et quart, la tête était sur le point de franchir la vulve, je donnai 2 grammes de seigle ergoté : l'enfant fut expulsé quelques instants après. Il était fort, mais paraissait souffrant, respirant péniblement et suspendant sa respiration pendant une minute, puis faisant une inspiration très-longue pour retomber encore dans une immobilité effrayante ; mais, ayant reçu quelques soins ordinaires, il cria, but de l'eau sucrée et, une demi-heure après, il paraissait très-bien portant. Cependant la mère ne sentait aucune douleur de bas-ventre, et c'était en vain que ma main provoquait et interrogeait les contractions utérines : tout annonçait, au contraire, une inertie profonde et l'imminence d'une perte dangereuse : le placenta néanmoins restait adhérent, et le sang ne coulait pas. A onze heures, je pratiquai une première injection dans la veine ombilicale ; le cordon était long, la seringue contenait seulement 80 grammes de liquide ; ce ne fut qu'à la troisième que la femme s'écria qu'elle ressentait un froid agréable (ce fut son expression) dans le fond de la matrice. Je fis une quatrième injection ; l'utérus se durcit aussitôt, et une très-légère traction entraîna le placenta au dehors.

Pendant les dix minutes suivantes, ma main ne cessa de coiffer l'utérus et de le sentir toujours en contraction manifeste ; il n'y eut aucune hémorrhagie. A onze heures et demie, la femme se plaignait de tranchées utérines, et la matrice ne cessait de présenter à la main qui l'explorait cette sphère appelée, à si juste titre, le globe rassurant des accoucheurs. Elle a nourri son enfant ; sa santé et ses forces se sont promptement et parfaitement rétablies.

Jamais je n'avais vu une inertie aussi profonde de la matrice ; un accouchement avec des contractions utérines aussi nulles !... Cette femme avait-elle bien calculé le terme de sa grossesse : était-ce au commencement de janvier qu'elle devait accoucher ; et l'absence d'énergie, ou plutôt la nullité complète des contractions utérines a-t-elle occasionné cette prolongation insolite de la gestation et du travail ? Je suis porté à le croire. Mais d'où provenaient toutes ces eaux qui s'écoulèrent presque sans cesse, pendant seize jours ? Puzos, Lassus et plusieurs autres accoucheurs ont prétendu que ces collections liquides qui constituent certains hydromètres, avaient lieu entre le chorion et les parois de l'utérus. Baudelocque a nié la possibilité de ces hydropisies. Néanmoins il ne me parut pas probable que les eaux vinssent de la cavité de l'amnios. La force de la poche des eaux et leur abondance, lorsque je fus parvenu avec peine à la rompre, me semblent repousser une telle explication. Je dois faire observer que, dans les deux accouchements précédents, cette femme avait ainsi perdu des eaux, neuf ou dix jours auparavant, et pendant tout ce temps elle avait été fatiguée par des douleurs faibles, qui semblaient n'avoir aucun résultat avantageux pour la parturition.

Quoi qu'il en soit de ces deux faits et de beaucoup d'autres, je me crois en droit de conclure que la raison et l'expérience prouvent évidemment que ces injections, employées de concert avec le seigle ergoté, fournissent un moyen infaillible de *prévenir les hémorrhagies imminentes après l'accouchement.*

II. TRANCHÉES UTÉRINES.

Il existe un genre de douleurs, auxquelles les nouvelles accouchées sont généralement exposées et qu'on appelle *tranchées utérines.* Elles sont regardées par les physiologistes et les accoucheurs comme naturelles et nécessaires ; aussi, comme nous l'avons dit, est-ce à peine si l'on trouve dans les auteurs quelques remèdes assez insignifiants, et dont l'expérience constate chaque jour l'inefficacité et l'impuissance. Mais si, dans la plupart des cas, ces douleurs sont modérées et pour ainsi dire renfermées dans leurs limites physiologiques, il n'en est pas de même chez un grand nombre de femmes, surtout celles qui sont d'une constitution faible et ont déjà eu plusieurs enfants. Il n'est malheureusement que trop commun alors de les voir se prolonger, pendant plusieurs jours, avec

une violence désespérante, et livrer ainsi tout
épuisées les pauvres patientes à la fièvre de lait,
qu'elles rendent plus pénible et plus grave.

Tous les accoucheurs ont remarqué que les primipares souffrent beaucoup moins de ces tranchées
que les autres; il est même passé en proverbe chez
les matrones qu'il faut les avoir *avant* ou *après* :
or, disent-elles, les femmes souffrent bien plus
avant leur premier accouchement qu'avant les suivants; voilà pourquoi elles souffrent moins long-
temps après : belle explication qui n'explique rien
du tout.

Les accoucheurs et les physiologistes ont assi-
gné à ces douleurs, pour cause principale, le
resserrement du col utérin, qui s'oppose à la sortie
des caillots. Mais comment comprendre que ce col
se resserre plus après les troisième et quatrième
accouchements, qu'après les premiers? L'observation et le raisonnement démontrent, au contraire, que ce resserrement doit être d'autant
moins considérable que le col utérin a été plus
souvent relâché et distendu par la sortie du fœtus.
Quelques accoucheurs ont aussi admis le défaut
de contraction des fibres utérines; mais ils n'ont
pas tiré les conséquences de ces prémisses; ils
n'ont indiqué, dans ce cas, aucun moyen par lequel on pût rendre à ces fibres relâchées leur

énergie et leur contractilité, tant on a généralement regardé ces douleurs comme naturelles et nécessaires. Quoi qu'il en soit, cette dernière explication est parfaitement conforme à la saine physiologie et à l'expérience. Pourquoi, en effet, les primipares éprouvent-elles, après l'expulsion du placenta, des douleurs beaucoup moins fortes et surtout d'une durée beaucoup moins longue ? C'est que les parois de l'utérus, n'ayant été encore distendues que par une seule grossesse, ont conservé beaucoup plus d'énergie que lorsque plusieurs parturitions successives leur ont fait perdre leur ressort, leur contractilité, et que, revenant puissamment sur elles-mêmes, elles se dégorgent facilement et expulsent de leur cavité le sang *avant même qu'il ne s'y accumule et ne forme des caillots.* Mais dans les accouchements suivants et surtout, comme nous l'avons dit, chez les femmes lymphatiques et de faible constitution, et tout spécialement dans les couches doubles, ce qui vient bien à l'appui de notre théorie, les fibres utérines ne jouissent plus que d'une contractilité très-faible, le sang s'accumule dans la matrice, il y forme des caillots dont l'expulsion se fait péniblement et lentement; de là la violence et la persistance des tranchées utérines.

Si donc le chirurgien avait alors en son pouvoir

des moyens assez puissants pour restituer au corps
de l'utérus affaibli, son énergie et sa contractilité, il épargnerait certainement à la femme ces
longues douleurs qui jettent tant d'amertume
sur des instants qui pourraient être si doux pour
elle, et qui la privent du calme et du répos dont
elle aurait un si puissant besoin. Or, ces moyens
sont précisément les mêmes que nous avons indiqués dans la première partie de ce mémoire, et
qui réussissent parfaitement et toujours, comme
nous l'avons vu, lorsqu'on veut prévenir une
perte imminente après l'accouchement : je veux
dire, le seigle ergoté donné *immédiatement avant*
l'expulsion de l'enfant, et les *injections froides
dans la veine ombilicale, pratiquées pour opérer le
décollement du placenta.*

Les causes qui produisent l'hémorrhagie après
l'accouchement, étant aussi celles qui disposent
aux *tranchées utérines* et les entretiennent, il
semble qu'*à priori* on devait conseiller et mettre
en pratique, dans le deuxième cas, les mêmes
moyens qui avaient si bien réussi dans le premier ;
j'avouerai néanmoins que l'observation seule m'a
conduit à cette découverte précieuse, et que je
l'ai faite en poursuivant mes expériences sur ces
moyens préservatifs de ces hémorrhagies.

La première observation est donc relative à une

femme menacée évidemment d'une hémorrhagie grave après l'accouchement.

PREMIÈRE OBSERVATION.

Le dimanche 11 avril 1847, à cinq heures du soir, on vint me chercher pour donner des soins à la femme du garde du *passage Bellivet*, qui, depuis deux heures environ, éprouvait les douleurs de l'enfantement ; elle était au terme d'une neuvième grossesse. Elle me dit que tous ses accouchements avaient été faciles et heureux, mais que tous et *surtout ses derniers* avaient été suivis, immédiatement après la délivrance, de pertes sanguines considérables et de douleurs violentes, pendant deux ou trois jours, avec expulsion de caillots de sang, qui l'avaient extrêmement fatiguée et laissée faible pendant plus d'un mois. — Les eaux avaient commencé à couler dès la veille au soir : la tête se présentait l'occiput en avant ; le col était entièrement dilaté ; les douleurs, quoique faibles, se suivaient de trois minutes en trois minutes et *portaient* fortement *sur le siége* : tout annonçait donc que l'accouchement se terminerait bientôt. Néanmoins une heure après, les choses étaient encore dans le même état. J'administrai 1 gramme 50 centigrammes de seigle ergoté en poudre : les douleurs devinrent plus énergiques un quart d'heure après, et, à sept heures, la tête était sur le point de franchir la vulve. Je donnai une dose pareille de la même poudre ; quelques minutes après, l'enfant, fort et bien portant, était expulsé. L'utérus resta manifestement contracté sur le placenta, mais les douleurs ne se firent pas sentir d'abord ; ce ne fut qu'une demi-heure plus tard, que quelques légères contractions alternatives se manifestèrent ; des tractions sur le cordon restèrent néanmoins sans résultat. J'injectai alors de l'eau froide dans la veine ombilicale, et presqu'aussitôt une sensation de fraîcheur se manifesta dans l'utérus, qui se contracta fortement, et, deux minutes après, une légère traction sur le cordon entraîna le placenta sans aucune résistance. L'état de resserrement *continu* de la matrice se maintint au moins pendant une demi-heure, et alors des tranchées utérines modérées et peu douloureuses se firent sentir, à de longs intervalles, en déterminant la sortie d'un peu de sang ; nuls caillots ne furent expulsés. La nuit fut très-bonne ; le lendemain matin, une moiteur générale existait ; les lochies sanguinolentes étaient peu abondantes et déjà un peu séreuses ; la mère allaitait son enfant, elle mangeait deux soupes. *Les tranchées utérines furent à peu près nulles.* Cette femme s'est relevée le septième jour.

13

De cette observation à la théorie et à la pratique indiquées ci-dessus, il n'y avait qu'un pas :
il fut bientôt franchi. Je fus frappé, en effet, du
peu de force et de persistance des *tranchées
utérines;* la femme elle-même en était suprise et
émerveillée : aussi, après avoir réfléchi mûre-
ment sur toutes les circonstances de ce fait,
après m'être rappelé d'autres exemples semblables, dans lesquels les mêmes moyens avaient
été suivis des mêmes résultats, je pris la résolution de provoquer à l'avenir les contractions
utérines, non seulement *pour éviter l'hémorrhagie
imminente après la sortie du placenta,* mais encore
*pour empêcher ou diminuer beaucoup les tranchées
utérines.*

On a remarqué, comme je l'ai indiqué plus
haut, qu'une double parturition était suivie de
tranchées plus longues et plus douloureuses, mais
on n'a pas cherché, que nous sachions, à en expliquer la cause.... M. le D^r. Windrif rapporte,
dans le numéro de décembre 1849 du *Journal
des connaissances médico-chirurgicales,* un fait
fort intéressant de superfétation. Il s'agit d'une
dame qui accoucha le même jour de deux enfants,
dont l'un était à terme et l'autre à sept mois, et
il ajoute : « Quoique ce fût un premier accou-
« chement, la mère eut des tranchées très-fortes,

« qui duraient encore quinze heures après ; ex-
« pulsion de caillots ; lochies abondantes. » Ainsi
cet auteur constate deux choses : 1°. tranchées
plus longues et plus douloureuses après une
double parturition ; 2°. douleurs ordinairement
moins longues après un premier accouchement ;
ce qu'il reconnaît implicitement par l'étonnement
que lui cause ici la prolongation de ces tranchées.
Mais, pas plus que les autres, il ne recherche la
cause de ce phénomène.

DEUXIÈME OBSERVATION.

A la fin de novembre 1847, Mme. D... accoucha
naturellement et après quinze heures de travail,
d'un garçon bien constitué et qui se porte encore
très-bien. L'utérus resta ensuite très-développé :
il contenait manifestement un deuxième enfant,
mais les contractions utérines restèrent suspendues pendant douze heures. Alors, après un
nouveau travail de trois heures, une nouvelle
poche des eaux devint très-saillante ; elle fut ouverte, et bientôt un second fœtus fut expulsé ;
il portait tous les signes d'une mort datant déjà
de huit jours environ. Cette dame nous raconta
qu'en effet, huit jours auparavant, elle avait fait,
dans son escalier, une chute dans laquelle le côté
droit du ventre avait été violemment frappé.

Ainsi , pendant tout ce temps l'utérus a pu contenir un enfant très-bien portant et un enfant mort depuis plusieurs jours. Mais ce qu'il nous importe de constater ici, c'est que les tranchées utérines présentèrent une persistance et une violence tout-à-fait extraordinaires ; elles ne disparurent que le troisième jour, malgré les applications émollientes et narcotiques, employées avec persistance et à haute dose. C'était la troisième couche de cette femme. Les tranchées, dans les couches où il n'y avait eu qu'un enfant, n'avaient duré que douze ou quinze heures.

TROISIÈME OBSERVATION.

Le 16 avril 1847, à neuf heures du soir, on vint me chercher pour la femme Étienne, rue Coupée. Elle souffrait des douleurs de l'enfantement depuis plusieurs heures ; mais elles étaient surtout très-violentes depuis une demi-heure, et le travail touchait à son terme : en effet, il y avait à peine vingt minutes que j'étais arrivé, que je reçus un enfant très-fort qui se mit aussitôt à pousser des cris aigus. C'était la septième fois que j'assistais cette femme en pareille circonstance, et je savais que toujours le placenta se détachait lentement et difficilement, à cause de la faiblesse des contractions utérines, et que son extraction

était suivie d'une perte de sang assez considérable
et de *tranchées* très-pénibles et très-prolongées.
Dans les deux derniers accouchements surtout,
ces douleurs avaient duré trois jours et trois nuits,
pendant lesquels cette pauvre femme n'avait pu
goûter ni repos ni sommeil... 25 minutes après la
sortie de l'enfant, quelques douleurs légères se
firent sentir : j'exerçai de faibles tractions sur le
cordon : le placenta était adhérent, je me gardai
bien d'insister ; je pratiquai immédiatement une
injection froide dans la veine ombilicale : une sensation de fraîcheur se manifesta dans l'utérus, et
presqu'aussitôt cet organe se resserra ; sa contraction augmenta peu à peu, et le placenta sortit
à l'aide d'une légère traction. Il s'écoula ensuite
quelques cuillerées d'un sang rouge et fluide. La
matrice cependant resta contractée d'une *manière
continue* et sans relâche, sans tranchées et sous
l'influence de cette contraction prolongée (contractilité) et non pénible, le volume de cet organe
diminua de plus en plus ; le sommeil fut paisible ;
à peine quelques douleurs très-éloignées et très-
faibles furent-elles perçues, vers la fin de la nuit ;
elles disparurent entièrement dans le courant de
la journée. Cette femme, qui a nourri son enfant,
s'est relevée le cinquième jour (24 avril), et les
forces et la santé ont été immédiatement rétablies.

Dans ce cas, nous avons à constater à la fois un double succès : l'absence de l'hémorrhagie et celle des tranchées utérines, double accident que les accouchements précédents nous présageaient infailliblement.

QUATRIÈME OBSERVATION.

Mme. E.-D., âgée de 35 ans, d'un tempérament sanguin-lymphatique et d'une bonne constitution, avait quatre enfants ; je lui avais donné des soins dans ses deux derniers accouchements ; et chaque fois les *tranchées utérines* qui les avaient suivies, avaient été violentes et s'étaient prolongées deux ou trois jours, tellement qu'elle prétendait avoir plus souffert après la délivrance qu'auparavant. La dernière fois surtout, pendant deux jours et deux nuits, ces douleurs l'avaient entièrement privée de sommeil..... Au mois de janvier 1848, sept ans après son quatrième accouchement, elle se trouvait au terme d'une cinquième grossesse. Dans la nuit du 20 au 21, après une faible douleur utérine, la poche amniotique s'ouvrit : les eaux s'écoulèrent abondamment ; il y eut ensuite un long repos. A six heures, les contractions devinrent très-énergiques, bien suivies, et à huit heures, une fille très-forte était expulsée naturellement et sans le moindre accident... Dix minutes après, une contraction légère se manifesta ; le placenta néanmoins resta parfaitement adhérent. J'injectai alors 400 grammes d'eau fraîche dans la veine ombilicale : l'utérus se contracta presqu'aussitôt avec force, et le placenta fut attiré au dehors par une faible traction sur le cordon. Pendant les deux heures suivantes, les tranchées utérines se succédèrent à de courts intervalles ; elles furent accompagnées et suivies de lochies sanguines abondantes, qui dégorgèrent l'utérus et diminuèrent considérablement son volume. Ces tranchées devinrent de plus en plus légères pendant l'après-midi, et la nuit en fut presque complètement exempte.... Le 22, elles revinrent tout à coup, dans la matinée, et la malade ayant été placée sur un vase de nuit pour uriner, un gros caillot fut expulsé, et depuis les douleurs ne furent presque plus sensibles, et disparurent entièrement trente heures après l'accouchement.

CINQUIÈME OBSERVATION.

Mme. Germain (rue d'Auge, 60), âgée de 26 ans, d'un tempérament sanguin-nerveux, accoucha de son troisième enfant, le 14 juin 1848, à midi, après un travail de deux heures et demie *de bonnes douleurs* (à son deuxième accouchement, seize mois auparavant, les tranchées utérines

avaient duré trois jours). A midi vingt minutes,
nulle contraction utérine n'annonçait l'expulsion
prochaine du placenta, qui restait complètement
adhérent. Une première injection de 120 grammes
d'eau froide est pratiquée dans la veine ombilicale :
une sensation légère de froid se produit dans
l'utérus ; quatre minutes après, les choses étant
dans le même état, une dernière injection est
faite : sensation de fraîcheur plus forte ; contraction
énergique de la matrice ; une traction légère sur
le cordon entraîne le placenta, dont les lobules
un peu frais étaient évidemment infiltrés par le
liquide injecté. Je restai encore un quart d'heure
près de cette dame qui n'éprouva aucune tranchée,
mais dont la matrice resta sous l'influence d'une
contraction continue (contractilité) ; l'après-midi
se passa ainsi. Les cris de l'enfant, pendant
presque toute la nuit, tinrent la mère presque
constamment éveillée ; et, le lendemain matin,
comme elle ne me parlait pas de *tranchées utérines*,
ce ne fut que sur mes questions bien précises
qu'elle me répondit qu'elle avait ressenti, il est
vrai, quelques coliques, mais très-légères. Elle
en éprouva encore quelques-unes pendant la
journée du 15 ; mais la nuit suivante, après
avoir allaité son enfant, qui fut transporté dans
un autre appartement, elle reposa d'un profond

sommeil, et ne ressentit plus aucune douleur. Le 16 et les jours suivants, les lochies ont coulé à la manière ordinaire. Le 17, elle a été levée quatre heures; elle a pu sortir et se promener dès le huitième jour.

Dans ce cas, comme dans tous ceux où je n'ai pas eu à redouter l'hémorrhagie, je n'ai employé que les injections; dans le cas suivant, où j'arrivai trop tard, pour employer le seigle ergoté avant la sortie de l'enfant, on verra que, par les injections seules, j'évitai également bien l'un et l'autre accident; je crois donc qu'en général on pourrait se borner à un seul moyen : néanmoins la prudence doit engager à recourir encore à ces deux modes de traitement dans des circonstances graves.

SIXIÈME OBSERVATION.

On vint me chercher à deux heures de l'après-midi, le 7 octobre 1848, pour aller *promptement* donner des soins à la femme qui fait le sujet de la première observation de ce second chapitre: le cas était en effet très-pressant, car, en arrivant, je trouvai l'enfant expulsé depuis quelques minutes (c'était son dixième accouchement). Je me hâtai de faire la ligature et la section du cordon, puis j'attendis dix minutes environ sans qu'aucune contraction utérine ne se manifestât. Cette femme me parla de ses craintes touchant *l'hémorrhagie et les tranchées utérines*, auxquelles elle avait autrefois été exposée : je la rassurai par le souvenir de sa dernière couche, en lui faisant connaître que, depuis ce succès, j'en avais obtenu beaucoup d'autres qui me donnaient la certitude de réussir encore aussi parfaitement. Je pratiquai, dans la veine ombilicale, trois injections successives de 145 grammes d'eau à la température commune (il faisait chaud ce jour-là) : après la deuxième, il y eut légère sensation de fraîcheur intérieure ; après la troisième, contraction utérine énergique. Une faible traction suffit pour faire sortir le placenta, il était un peu froid dans toutes ses parties et très-distendu par l'eau injectée. Je restai encore une heure environ près de cette femme : il n'y eut aucune hémorrhagie, la matrice était toujours sous l'influence d'une contraction continue et nullement alternative... Le lendemain matin, interrogée sur les suites de son accouchement, elle m'assura n'avoir éprouvé *aucune colique*. Elle était sans fièvre ; elle avait déjà donné plusieurs fois le sein à son enfant ; l'utérus était beaucoup moins volumineux que la veille. Les lochies, légèrement sanguinolentes, marchaient bien. Cette femme s'est relevée le septième jour, et, dans le courant de décembre, la mère et l'enfant se portaient bien.

SEPTIÈME OBSERVATION.

Une dame anglaise (rue des Chanoines, 15) fut prise des douleurs de l'enfantement, dans la matinée du 25 octobre 1848; c'était son deuxième accouchement; le premier était antérieur de sept ans. L'enfant fut expulsé naturellement à trois heures d'après-midi, après deux heures de fortes douleurs. Comme cette dame avait éprouvé une perte extrêmement grave après son premier accouchement, j'avais administré, sur la fin du travail, 2 grammes de seigle ergoté, et de plus, pour opérer le décollement du placenta et provoquer des contractions énergiques de l'utérus, j'injectai dans la veine ombilicale 150 grammes d'eau très-fraîche : le cordon était très-court ; aussi cette seule injection provoqua immédiatement une sensation de froid intérieur, et une forte contraction de la matrice : expulsion du placenta ; —absence de perte et de *tranchées utérines* ; — lochies naturelles et faciles. Cette dame s'est levée dans sa chambre, le septième jour.

Je pourrais rapporter encore plusieurs autres observations analogues; mais ce serait inutilement prolonger ce travail, dont le raisonnement et la saine physiologie démontrent si puissamment la proposition fondamentale. Dans tous les cas, après l'emploi des moyens que nous avons indiqués, la marche des choses est constamment semblable à celle d'un premier accouchement. Les parois de la matrice, rapprochées énergiquement, s'opposent à l'accumulation du sang et à la formation des caillots ; les *tranchées utérines*, souvent nulles, sont quelquefois d'abord assez fortes, mais s'éloignent et diminuent bientôt ; l'écoulement des lochies sanguines se fait facilement, sans obstacle, est moins considérable et dure beaucoup moins long-temps. En effet, au lieu de se prolonger pendant trente à quarante-huit heures, on le voit diminuer déjà dix ou douze heures après l'accouchement ; sa couleur vermeille s'affaiblit peu à peu, et, dès le deuxième jour, ce n'est plus qu'une sérosité roussâtre qui constitue bientôt ce qu'on appelle les *lochies séreuses*. Cette autre sécrétion se fait, à son tour facilement et sans douleurs, et ne tarde pas à faire place aux lochies blanches, qui se prolongent plus long-temps et sont plus abondantes, si la femme ne nourrit pas, et si on n'a pas eu soin de la tenir, dans ce cas, à un régime peu nourrissant et d'exciter l'action des organes sécréteurs et dépurateurs, et surtout la transpiration générale. Les lochies varient aussi suivant l'âge, le tempérament, la saison, les climats, etc.

Les médecins ont fait autrefois de longs et ri-
dicules calculs pour apprécier combien une femme
devait perdre de sang après la parturition, pour
être suffisamment purgée..... Le sang que perd la
femme après l'expulsion du placenta, l'affaiblit
inutilement, s'il s'écoule en l'absence des contractions utérines ; il lui enlève des forces dont elle
aura un besoin indispensable pour la grande fonc-
tion de l'allaitement. Il n'y a d'écoulement sanguin nécessaire que celui qui accompagne et suit
les contractions utérines, et qui sert à déterger
les parois engorgées de l'organe et à le faire rentrer dans les conditions ordinaires de son volume
physiologique. On conçoit, dès-lors, que quelques
centaines de grammes sont complètement suffi-
sants. Eh bien! par les moyens que nous conseillons, ce double résultat est atteint très-promptement et presque sans douleurs.

Quant au mode opératoire de ces injections,
comme il est parfaitement connu, je n'en donnerai
pas ici une description détaillée; je crois seulement utile de recommander de se servir d'une
seringue contenant au moins 150 grammes, et
dont la canule soit longue et fine; de faire, avant
de l'introduire dans la veine, une section bien
nette du cordon, afin de bien voir ce vaisseau.
Cette section a aussi pour but de raccourcir le

cordon, qui ne doit conserver que 30 à 40 centimètres de longueur au plus. Dans les premières expériences, j'employais ordinairement l'eau vinaigrée, surtout lorsque je redoutais l'hémorrhagie; depuis quelques années, je me sers tout simplement d'eau froide, et son action me paraît tout aussi puissante.

Lorsqu'on fait la dissection d'un placenta, détaché par l'injection de la veine, on remarque que, partout où l'on peut suivre les ramifications de ce vaisseau, partout on rencontre le liquide de l'injection. Les deux faces du placenta offrent un aspect bien différent : la face interne ou fœtale est parcourue, en tous sens, par les divisions transparentes de la veine distendue par l'eau froide; la face utérine, au contraire, est rouge et injectée par le sang qui y a été refoulé : le liquide de l'injection ne pénètre pas jusqu'à la face externe; aussi la température de cette surface se maintient-elle plus élevée que l'autre, et la sensation de froid éprouvée par l'accouchée n'est pas aussi vive qu'on aurait pu le penser *a priori*. Au reste, comme cette sensation est nécessaire puisqu'elle annonce et détermine les contractions utérines indispensables au succès de l'opération, la quantité de l'eau injectée doit être d'autant moins considérable qu'elle est plus froide; par conséquent, à la température commune, une injection de 150 grammes suffit souvent, dans l'hiver; tandis que, dans l'été, il en faut quelquefois deux ou trois (1).

ADHÉRENCE PROLONGÉE DU PLACENTA.

Enfin, il est encore une circonstance assez pénible, qui vient souvent embarrasser et inquiéter les chirurgiens, et dans laquelle ces injections se montrent aussi bien précieuses par leur prompte efficacité : je veux parler de l'adhérence du placenta, se prolongeant indéfiniment après l'accouchement.

M. P. Dubois, interrogé, dans la séance de la Société de chirurgie (2 février 1854), sur la question de savoir : *quel est moralement le laps de temps pendant lequel on peut, sans inconvénient, attendre qu'une délivrance s'effectue ou soit pratiquée,* répondit que l'on pouvait attendre douze et même vingt-quatre heures.

(1) M. le Dʳ. VAN STEENKISTE, après un rapport très-favorable sur ce Mémoire, fait dans la séance du 4 septembre 1849, a exprimé le regret que M. LIÉGARD, ayant fait connaître son nom dans la lettre d'envoi, ne puisse être admis au Concours et a conclu à l'*impression de ce travail dans les Annales de la Société, et qu'un diplôme de Membre correspondant soit décerné à son auteur.* Ces conclusions ont été adoptées.

(Extrait des *Annales de la Société médico-chirurgicale de Bruges.*)

Il serait facile de démontrer que cette longue attente présente, au contraire, de graves inconvénients pour la patiente et pour son accoucheur... Mais enfin, que faire alors ?..... A cette dernière question le célèbre professeur répondit qu'arrivé à l'extrême limite de l'expectation, il fallait se hâter d'aller chercher le placenta, par l'introduction de la main dans l'utérus.

J'en demande pardon à M. Dubois, je ne puis nullement partager son sentiment. En présence d'un cas pareil, je me croirais coupable si, les injections dans la veine ombilicale me présentant un moyen si doux et si sûr d'opérer la délivrance, je leur préférais l'introduction de la main dans des organes fatigués, irrités, opérant ainsi violemment la dilatation du col utérin déjà revenu sur lui-même, au risque d'occasionner de grandes douleurs et peut-être même une violente inflammation.

Mais, puisqu'elles ont été à ce point oubliées, qu'il me soit permis de rapporter ici, en les abrégeant beaucoup, quelques-unes des observations que j'avais publiées sur ce sujet, il y a bientôt vingt ans (*Mélanges de médecine et de chirurgie pratique*. Caen, 1837).

PREMIÈRE OBSERVATION.

Le 3 décembre 1829, à huit heures du matin, je terminai par le forceps l'accouchement d'une dame Ardenpont, âgée de vingt ans. Cinq heures après, je retournai la voir : la délivrance n'était pas faite, et la sage-femme m'assura qu'il n'y avait aucune contraction utérine, et que l'adhérence du placenta avait continuellement résisté à toutes les tractions qu'elle avait renouvelées bien des fois. Différents moyens (compresses froides, frictions et massage sur le bas-ventre, etc.) ayant été continués long-temps encore, à trois heures et demie, on vint me prier de retourner près de cette dame pour la délivrer. Je voulus introduire deux doigts dans le vagin, et suivre le cordon jusque dans le col utérin ; mais ces parties étaient revenues sur elles-mêmes, très-chaudes et tellement douloureuses que la malade jetait des cris aigus. Elle était agitée de mouvements convulsifs. Deux injections, de 150 grammes chacune, suffirent pour exciter aussitôt des contractions utérines, et une traction très-faible sur le cordon fit sortir le placenta. Les suites de couche ont été on ne peut plus heureuses.

DEUXIÈME OBSERVATION.

Le 14 juin 1828, je fus appelé, à Vaucelles,

14

près d'une femme accouchée vers cinq heures du
matin (il était dix heures et demie). Je trouvai la
sage-femme fort embarrassée : la délivrance n'é-
tait pas faite ; le cordon était déchiré, en plusieurs
points, par les tractions que l'on avait opérées
sur lui. La sage-femme m'assura que, depuis deux
heures au moins, elle ne cessait de recouvrir le
ventre de compresses trempées dans de l'eau presque bouillante, et l'accouchée, pour donner plus
de poids à ces paroles, se plaignait d'avoir le
ventre presque rôti... Je me fis présenter de l'eau
très-froide, j'y plongeai plusieurs mouchoirs que
je plaçai alternativement, à deux minutes d'inter-
vallé, sur l'abdomen de cette femme. La sensation
de froid dut être d'autant plus vive que les premiers linges avaient été plus chauds ; on stimula
l'utérus par des frictions et des massages ; tout
cela sans le moindre succès... Enfin, je me décidai à pratiquer des injections froides dans la veine
ombilicale. Mais, à cause des déchirures dont j'ai
parlé, je fus obligé de couper le cordon à quelques centimètres seulement des parties sexuelles :
aussi, au moment même de la première injection,
cette femme ressentit tout-à-coup un froid assez
vif, et presqu'aussitôt une douleur se manifesta.
Une deuxième injection détermina promptement
des contractions énergiques de la matrice, qui

détachèrent complètement le placenta... Les lochies suivirent leur marche habituelle, et cette femme se rétablit promptement.

TROISIÈME OBSERVATION.

Quelques mois plus tard, Mme. Le Cornu était accouchée naturellement et heureusement de son deuxième enfant. Trois heures après, j'étais encore retenu près d'elle, parce que, malgré le seigle ergoté, les réfrigérants sur le bas-ventre, etc., le placenta restait adhérent, nulles contractions utérines ne se manifestaient. Les injections froides dans la veine ombilicale déterminèrent immédiatement ces contractions, et une douce traction sur le cordon me permit d'attirer le placenta au dehors. Lochies ordinaires ; *tranchées nulles ;* rétablissement très-prompt, quoique cette dame n'ait pas nourri.

QUATRIÈME OBSERVATION.

Le 17 novembre 1829, la même sage-femme, dont j'ai parlé dans la deuxième observation, m'envoya chercher, à cinq heures du soir, pour opérer la délivrance d'une femme accouchée environ quatre heures auparavant. C'était un premier accouchement : le travail avait été fort long ; le pouls était fréquent, la fatigue extrême. Après avoir long-temps et inutilement essayé les moyens ordinaires, j'eus recours aux injections. Une légère déchirure de la veine ombilicale, située à six centimètres seulement de l'orifice du vagin, me força de couper le cordon au-dessus de cette perforation : aussi la première injection détermina-t-elle immédiatement de fortes contractions utérines. Cependant le placenta adhérait encore : je fis donc une deuxième injection ; bientôt après, je le trouvai détaché et descendu dans le vagin, d'où je le fis sortir sans le moindre effort. — Lochies ordinaires ; rétablissement prompt et parfait.

CINQUIÈME OBSERVATION.

Au mois de mars 1831, je fus appelé, à onze heures du matin, près d'une dame accouchée à minuit. D'un tempérament nerveux, d'une bonne constitution, elle avait éprouvé un travail de dix heures. Son enfant, venu à terme, était bien constitué. La délivrance n'avait pas encore été opérée, ce qui avait mis cette mère primipare dans un état d'agitation et d'inquiétude difficiles à exprimer. Le pouls était fréquent, l'utérus sans aucune contraction. Après une demi-heure de tentatives inutiles, par les frictions abdominales, les réfrigérants, etc., je mis en usage les injections. La femme, après avoir ressenti une sensation de

froid légère, nous offrit presqu'aussitôt une contraction utérine: quelques faibles tractions sur le
cordon suffirent pour entraîner le placenta. Cette
personne a nourri son enfant, et s'est relevée
quelques jours après...

En présence de ces faits (et combien d'autres
parfaitement analogues n'y pourrions-nous point
ajouter aujourd'hui !) pourquoi ne généralise-
rions-nous pas un moyen si facile pour l'accoucheur, si avantageux et si peu pénible pour la
femme, qu'elle s'en aperçoit à peine? Pourquoi
n'admettrions-nous pas ce précepte comme règle
générale : Pratiquer les injections froides dans la
veine ombilicale, pour opérer le décollement du
placenta, quand il n'est pas encore détaché, vingt
minutes après la sortie de l'enfant?...

Alors, plus de craintes de ces terribles hémorrhagies, dont la pensée poursuit comme un re-
mords le chirurgien qui s'éloigne d'une femme
nouvellement accouchée, plus d'une heure même
après la délivrance naturelle. Plus de ces tranchées utérines, si pénibles pour la pauvre mère,
qui aurait si grand besoin de repos après un si
long et si douloureux travail. Plus de ces renver-
sements de la matrice, dont la *Gazette des hôpitaux* rapportait encore dernièrement un exemple.

Plus de ces introductions de la main dans l'utérus, douze ou vingt-quatre heures après l'accouchement, pour en arracher le placenta: opération
toujours si pénible et si effrayante pour la femme,
et qui n'est pas toujours sans graves conséquences.